MARIA ISTRATII

ENCUENTRA TU PAZ INTERIOR
UN VIAJE HACIA EL BIENESTAR Y LA SERENIDAD

Maria Istratii nació en República Moldova en abril de 1986. En 2008 se mudó a España y vive allí desde entonces, donde estudió y se formó para crecer y mejorar su calidad de vida. Con una carrera dedicada a cuidar a los demás, trabaja en un hospital, donde cada día aprende lecciones valiosas sobre la vida, la empatía y la resiliencia . La vida le ha puesto delante muchos desafíos y lecciones poco agradables, pero con valentía los ha superado y sigue aprendiendo se ellos.

Maria Istratii es una mujer fuerte y resiliente, como madre de dos maravillosas niñas, su mayor alegría proviene de verlas crecer y disfrutar de la vida juntas. Apasionada por la lectura y el conocimiento, dedica tiempo a aprender algo nuevo cada día, encontrando en cada experiencia una oportunidad para crecer y mejorar. Agradecida por las bendiciones y los desafíos que la vida le ha presentado, Maria busca siempre vivir con gratitud y propósito.

Agradecimiento

Dedico este libro a mis amadas hijas, quienes son la luz de mi vida y mi mayor inspiración. Su amor, alegría y valentía me motivan cada día a ser mejor persona. También dedico este libro a mi querida familia, que siempre ha estado a mi lado, brindándome su apoyo incondicional y enseñándome el verdadero significado de la fortaleza y el amor. A todos ustedes, gracias por ser mi motor y mi razón de ser. Este libro es para ustedes, con todo mi amor y gratitud.

Índice

Introducción

Encuentra tu paz interior: un viaje hacia el bienestar y la serenidad.

En un mundo que parece girar cada vez más rápido, donde las exigencias del día a día nos abruman y el ruido exterior ahoga nuestra voz interior, encontrar la paz se ha convertido en un desafío constante. Este libro es una invitación a un viaje profundo y transformador hacia tu interior, donde descubrirás las herramientas y prácticas necesarias para cultivar la serenidad, el bienestar y el equilibrio en tu vida diaria.

"Encuentra tu paz interior" es mucho más que un libro; es una guía práctica y espiritual diseñada para acompañarte en el camino del autoconocimiento y la autorrealización. A lo largo de estas páginas, exploraremos juntos técnicas milenarias como la meditación y el yoga, descubriremos el poder sanador de la naturaleza, y aprenderemos a nutrir no solo nuestro cuerpo, sino también nuestra mente y espíritu. Nos adentraremos en el arte de la respiración consciente, crearemos espacios de paz en nuestro entorno y entenderemos la importancia de mantener relaciones saludables y un diálogo interior positivo.

Cada capítulo está diseñado para ofrecerte herramientas concretas que podrás aplicar en tu vida diaria, ayudándote a manejar el estrés, liberar la ansiedad, y cultivar un estado de paz interior duradero. Desde la importancia del perdón y el desapego, hasta la construcción de rutinas que favorecen tu bienestar, este libro te guiará paso a paso hacia una vida más plena, armónica y en paz contigo mismo y con el mundo que te rodea.

Prepárate para iniciar un viaje transformador, donde cada etapa te acercará más a la paz interior que tanto anhelas. Tu bienestar está en tus manos, y este libro es la llave que te abrirá las puertas hacia un nuevo nivel de conciencia y serenidad.

¡Bienvenido a la aventura más importante de tu vida.

1. El viaje hacia el autoconocimiento

La importancia del autoconocimiento

El autoconocimiento es el primer paso crucial hacia la paz interior. Conocerse a uno mismo implica entender nuestros pensamientos,emociones, motivaciones y comportamientos. A través de este conocimiento profundo, podemos identificar nuestras fortalezas y debilidades, y trabajar en aquellas áreas que requieren atención para vivir una vida más equilibrada y serena.

¿Quién soy yo? La verdadera naturaleza del ser

Recuerda quién eres

Dios es luz, Dios es energía. Cuando se dice que el hombre fue creado a su imagen y semejanza, se está afirmando que nuestra verdadera naturaleza es luz, energía y divinidad. Somos seres divinos viviendo en un cuerpo físico, un vehículo temporal que nos permite interactuar y sobrevivir en este planeta Tierra.

El ser humano es una combinación de materia y espíritu, y la búsqueda del equilibrio entre ambos es esencial. Sin este equilibrio, surge el caos en nuestras vidas. El ego, nuestro "yo inferior", es la parte de nosotros que está conectada con la naturaleza física: nuestra personalidad terrenal y corporal. Este ego se enfoca en lo material y temporal, a menudo alejándonos de nuestra verdadera esencia.

En contraste, el Yo Superior es nuestra naturaleza divina, piadosa y eterna. Este Yo Superior es amor puro, que se manifiesta como la voz interior que nos guía hacia lo correcto, nos insta a evitar el daño y fomenta el amor por los demás. En Salmos 82:6, Jesús dijo: *"Vosotros sois dioses; y todos vosotros sois hijos del Altísimo"*. Estas palabras nos recuerdan nuestra naturaleza divina y el potencial que tenemos para vivir desde esa conciencia elevada.

Somos dioses que actúan como bufones de pacotilla

Lester Levenson

La pregunta "¿Quién soy yo?" es una de las más profundas y antiguas en los campos de la filosofía, la psicología y la espiritualidad. Esta pregunta nos lleva a la esencia de nuestra identidad, revelando que la verdadera naturaleza del ser humano es divina. A lo largo de la historia, diversas tradiciones espirituales han afirmado que dentro de cada ser humano reside una chispa divina, que somos seres de luz.

La divinidad en la creación humana

En Génesis 1:26-27, se nos dice que los seres humanos fueron creados a imagen y semejanza de Dios:

"Entonces dijo Dios: '*Hagamos al hombre a nuestra imagen, conforme a nuestra semejanza; y señoree en los peces del mar, en las aves de los cielos, en las bestias, en toda la tierra, y en todo animal que se arrastra sobre la tierra.*'Y creó Dios al hombre a su imagen, a imagen de Dios lo creó; varón y hembra los creó."

Este pasaje sugiere que todos los seres humanos poseen una divinidad y un valor inherente, porque reflejan algo de la naturaleza de Dios. No somos simples cuerpos, sino seres espirituales con un propósito y una conexión profunda con lo divino.

La luz de Cristo en nosotros

Jesús mismo se refirió a sus seguidores como "la luz del mundo" en Mateo 5:14-16:

"*Vosotros sois la luz del mundo; una ciudad asentada sobre un monte no se puede esconder. Ni se enciende una luz y se pone debajo de un almud, sino sobre el candelero, y alumbra a todos los que están en casa. Así alumbre vuestra luz delante de los hombres, para que vean vuestras buenas obras y glorifiquen a vuestro Padre que está en los cielos.*"

Con estas palabras, Jesús nos llama a reflejar nuestra luz interior a través de nuestras acciones y nuestras vidas. Al manifestar el carácter y el amor de Dios, nos convertimos en faros que iluminan el camino para otros.

La presencia del Espíritu Santo

El Nuevo Testamento enseña que los creyentes son templos del Espíritu Santo, quien mora en ellos:

"¿No sabéis que sois templo de Dios, y que el Espíritu de Dios mora en vosotros?"

(1 Corintios 3:16)

¿O ignoráis que vuestro cuerpo es templo del Espíritu Santo, que está en vosotros, el cual tenéis de Dios, y que no sois vuestros?"

(1 Corintios 6:19)

Estas enseñanzas nos recuerdan que nuestra verdadera esencia es divina y que llevamos dentro de nosotros la presencia de Dios, una luz que nunca se apaga y que siempre nos guía hacia lo que es correcto y verdadero.

La chispa divina y la luz en otras tradiciones

La idea de que todos los humanos poseen una chispa divina o una luz interior no es exclusiva del cristianismo; se encuentra en muchas otras tradiciones religiosas y espirituales.

- Hinduismo y Jainismo: En estas religiones se habla del Atman, la chispa divina o el alma que es parte de la realidad última, conocida como Brahman en el hinduismo. Esta enseñanza sugiere que el yo individual (el ego) es una ilusión y que el verdadero yo es el Atman, que está conectado con el todo.

- Sufismo: Esta tradición mística del Islam enseña que cada alma tiene una chispa divina que anhela reunirse con Dios. La búsqueda espiritual es, por tanto, un camino hacia la reunificación con lo divino.

- Misticismo Judío (Kabalá): En la Kábala se habla de la chispa divina presente en cada alma, una luz que refleja la esencia de Dios. Esta chispa es vista como un recordatorio constante de la conexión con lo divino.

Vivir desde la luz interior

La creencia de que todos los humanos poseen una chispa divina y son luz es una idea que encuentra eco en múltiples tradiciones religiosas y espirituales. Aunque se interpreta de diferentes maneras según el contexto, el mensaje central es el mismo: somos seres de luz, creados a imagen de lo divino, y estamos llamados a reflejar esa luz en el mundo.

En el cristianismo, se nos enseña que somos creados a imagen de Dios, llamados a ser la luz del mundo y habitados por el Espíritu Santo. Esta creencia resalta la dignidad, el valor y la capacidad espiritual de cada persona, instándonos a vivir de manera que refleje el amor y la luz de Dios en todo lo que hacemos.

En otras tradiciones, como el hinduismo, se nos recuerda que el yo individual es una ilusión y que nuestra verdadera identidad es una con la realidad divina. Al recordar quiénes somos realmente, podemos vivir una vida de equilibrio, amor y propósito, alineada con nuestra verdadera naturaleza.

"El mundo está desdichado porque ignora su verdadero Ser. La auténtica naturaleza del ser humano es la felicidad. La dicha está inscrita en el verdadero Ser. La búsqueda humana de la felicidad es una búsqueda inconsciente de su verdadero Yo.... Cuando una persona lo encuentra, halla también una dicha que no tiene fin."

Ramana Maharshi

El verdadero Yo es infinitamente grande y glorioso, completo y perfecto , y se halla en un estado de paz absoluta , y tú estás cerrando los ojos a esa verdad al asumir que eres un ego limitado. Quítate la venda de los ojos, deshazte del ego y vive por siempre en paz y gozo perfectos . Cuando te encuentres a ti mismo, lo tendrás todo .

Lester Levenson, de Happiness is Free

Tu naturaleza cuántica

En el vasto universo en el que existimos, todo, desde las estrellas más lejanas hasta las partículas subatómicas, está conectado por un entramado de energía y conciencia. Tú, como ser humano, no eres una excepción a esta regla. De hecho, desde la perspectiva de la ciencia cuántica, tu naturaleza es mucho más profunda y expansiva de lo que podrías imaginar.

En el nivel más fundamental, eres un ser de energía. La física cuántica nos enseña que lo que percibimos como materia sólida, incluyendo nuestro propio cuerpo, es en realidad una manifestación de campos de energía vibrando en diferentes frecuencias. Los átomos que te componen están en constante movimiento, intercambiando partículas y energía con el entorno. Esta realidad cuántica sugiere que no estás separado del mundo que te rodea; eres una parte integral de un todo interconectado.

Tu conciencia, esa sensación de "ser" que experimentas a diario, es también un fenómeno cuántico. Según algunas teorías, como la del físico Roger Penrose, la conciencia podría estar relacionada con procesos cuánticos en el cerebro, lo que sugiere que tu mente es capaz de interactuar con este vasto campo de posibilidades que es el universo. En otras palabras, eres una expresión consciente de la energía universal, un ser en constante evolución.

¿De dónde vienes?

Si retrocedemos en el tiempo, llegamos a un punto en el que todo lo que existe en el universo actual estaba condensado en un único punto infinitamente denso y caliente. Ese fue el Big Bang, el momento en que el universo comenzó su expansión. Todo lo que existe hoy, incluyéndote a ti, es una manifestación de esa energía primordial. Eres, literalmente, polvo de estrellas, compuesto de los mismos elementos que se formaron en el corazón de las estrellas hace miles de millones de años.

Esta energía que te compone no solo es antigua, sino que también está en constante transformación. Desde el momento en que las primeras estrellas estallaron en supernovas, dispersando sus elementos al cosmos, hasta el instante en que esos elementos se reunieron para formar sistemas solares, planetas, y eventualmente la vida, ha habido un flujo continuo de creación y destrucción, de cambio y evolución. Tú eres el resultado de este ciclo eterno, una expresión única de un proceso cósmico que lleva miles de millones de años en desarrollo.

No solo estás hecho del mismo material que las estrellas, sino que también compartes con ellas una historia común. Cada átomo de tu cuerpo ha viajado por el universo, ha sido parte de innumerables procesos y formas antes de ser parte de ti. Esta conexión profunda con el cosmos no es solo física, sino también espiritual. Al reconocer de dónde vienes, puedes empezar a comprender que tu existencia no es un accidente, sino una parte esencial del tejido del universo.

Eres el resultado de una danza cósmica que comenzó hace eones, y en ti, esa danza continúa. Tu vida, tus pensamientos, tus acciones, todos ellos son parte de este flujo continuo de energía y conciencia. Al recordar esto, puedes comenzar a vivir con una mayor apreciación por tu propio viaje y por el papel que desempeñas en este vasto y maravilloso universo.

Tu propósito en este mundo

Entonces, ¿cuál es tu propósito? Desde una perspectiva cuántica y holística, podríamos decir que tu misión es simple pero profunda: "ser". Ser plenamente consciente de tu existencia, de tu conexión con el universo, y de tu capacidad para influir en tu realidad.

La rutina diaria y las preocupaciones del mundo moderno pueden hacerte olvidar esta conexión. Es fácil quedar atrapado en un ciclo de pensamientos y emociones que te desconectan de tu verdadera esencia.

Sin embargo, al recordar que eres una manifestación de la energía universal, puedes empezar a ver tu vida desde una nueva perspectiva.

Para salir de la rutina y vivir tu misión, necesitas cultivar una conciencia plena. Esto significa estar presente en cada momento, reconocer tu conexión con todo lo que te rodea, y actuar desde un lugar de autenticidad y propósito. Cuando haces esto, te liberas de las cadenas de la monotonía y comienzas a vivir una vida más alineada con tu verdadera naturaleza.

Ser libre

La libertad no es solo un estado externo; es un estado interno. Es la libertad de ser quien realmente eres, sin las limitaciones que te impones a ti mismo o que la sociedad te impone. Es la capacidad de tomar decisiones conscientes que reflejan tu esencia más profunda. Cuando vives desde esta conciencia, no solo te liberas, sino que también contribuyes al bienestar y la evolución de todo el universo.

La libertad del Ser

La libertad del ser va mucho más allá de la simple capacidad de hacer lo que deseas en el mundo exterior; es un estado interno de profunda autocomprensión y autenticidad. La verdadera libertad se manifiesta cuando te liberas de las creencias, los miedos y las expectativas que te han sido impuestas, ya sea por la sociedad, la familia, o incluso por ti mismo a lo largo del tiempo. Esta libertad es el reconocimiento de que, en el fondo, no eres simplemente el rol que desempeñas en la vida diaria, ni las etiquetas que otros te han colocado, sino una expresión única e irrepetible de la conciencia universal.

La libertad del ser implica vivir en alineación con tu verdadera naturaleza, con esa esencia que está más allá del ego y las distracciones de la vida cotidiana. Para muchas personas, este estado puede parecer inalcanzable debido a la presión social, los condicionamientos culturales y las responsabilidades diarias. Sin embargo, al empezar a explorar quién eres realmente, te das cuenta de que muchas de las limitaciones que sientes son autoimpuestas, construidas sobre la base de creencias y suposiciones que pueden ser desafiadas y superadas.

Vivir con libertad interna es vivir sin miedo. No significa que no sentirás miedo, sino que no permitirás que el miedo controle tus decisiones o defina quién eres. Es una existencia en la que tus acciones no están guiadas por la necesidad de aprobación externa, sino por una profunda conexión con tu ser interior. Esto no solo te otorga una mayor paz mental, sino que también te permite actuar con más compasión y sabiduría hacia los demás, ya que entendemos que todos están en su propio viaje de autodescubrimiento.

La expansión de la libertad

Cuando te conectas con esta libertad interna, también te das cuenta de que el universo es un espacio de posibilidades infinitas. La física cuántica nos muestra que, en un nivel fundamental, no estamos limitados por una realidad fija e inmutable. En su lugar, participamos en un campo de potencialidad donde nuestras elecciones conscientes pueden influir en nuestra realidad.

Esto significa que, al liberarse de los condicionamientos mentales, puedes empezar a crear una vida que refleje verdaderamente quién eres. Este proceso puede comenzar de manera sutil, con pequeños cambios en cómo piensas y cómo te relacionas con el mundo. Sin embargo, a medida que profundizas en tu autoconocimiento y te alineas más con tu esencia, empiezas a experimentar un cambio más profundo en tu vida.

La verdadera libertad se expande cuando comienzas a ver la vida como una serie de elecciones conscientes, en lugar de un conjunto de obligaciones. Cada momento se convierte en una oportunidad para expresar tu autenticidad y vivir en armonía con tus valores más profundos. La libertad, entonces, no es solo una ausencia de restricciones, sino la presencia de posibilidades infinitas que se abren ante ti cuando vives desde tu ser verdadero.

Vivir tu misión

En última instancia, la libertad del ser te lleva a descubrir y vivir tu misión en este mundo. Esta misión no siempre es algo grandioso y espectacular en los términos convencionales. Puede ser tan simple como vivir con amor, compartir tu sabiduría, o crear algo hermoso que beneficie a otros. Lo importante es que esta misión resuena con tu esencia y se convierte en la guía que dirige tus acciones.

Cuando vives tu misión desde un lugar de libertad interna, cada día tiene un propósito, y cada acción, no importa cuán pequeña sea, se siente significativa. Esta es la verdadera liberación: vivir en plenitud y armonía con quien realmente eres, sin las ataduras del miedo o la conformidad. Es una vida donde el ser y el hacer están en completa sincronía, y donde tu existencia contribuye a la evolución del universo en su totalidad.

En este estado de libertad, la rutina diaria se transforma. Ya no te sientes atrapado en un ciclo monótono, sino que ves cada día como una nueva oportunidad para crecer, aprender y contribuir desde tu ser auténtico. La libertad del ser te permite vivir con un sentido de propósito que trasciende las circunstancias externas, y te abre a un mundo de posibilidades donde eres el creador consciente de tu propia realidad.

En resumen, eres un ser de energía consciente, nacido de las estrellas, con el propósito de ser y de crear en armonía con el universo. Al recordar y vivir esta verdad, te liberas de las limitaciones y comienzas a vivir tu misión en este mundo.

Eres el creador de tu propia realidad

Desde la perspectiva de la física cuántica y el desarrollo personal, la idea de que eres el creador consciente de tu propia realidad es una afirmación profunda que tiene sus raíces en la naturaleza misma del universo y en la capacidad humana para influir en su entorno.

La física cuántica y la realidad

En el corazón de la física cuántica se encuentra un principio fascinante: la observación afecta al objeto observado. Esto se ilustra de manera emblemática en el famoso experimento de la doble rendija, donde las partículas como los electrones exhiben un comportamiento de onda o partícula dependiendo de si están siendo observadas. Este fenómeno sugiere que la realidad, a nivel cuántico, no está fija sino que existe en un estado de potencialidad, un mar de posibilidades que solo se concreta en una realidad definida cuando es observado o medido.

Este principio cuántico tiene implicaciones asombrosas cuando lo aplicamos a la vida cotidiana. Si la observación afecta la realidad en el mundo subatómico, también podríamos considerar que nuestra conciencia, nuestros pensamientos y nuestras creencias tienen un impacto en la realidad que experimentamos. La manera en que interpretas y percibes el mundo no solo moldea tu experiencia, sino que también puede influir en los eventos que ocurren en tu vida.

El poder de la conciencia

Tu mente actúa como un filtro a través del cual interpretas la realidad. Las creencias que tienes, las expectativas que mantienes, y las emociones que experimentas, todos estos factores influyen en cómo percibes el mundo y cómo interactúas con él. Por ejemplo, si crees firmemente que el mundo es un lugar lleno de oportunidades, es probable que encuentres más de esas oportunidades, simplemente porque tu mente está programada para buscar y reconocer esas posibilidades.

Este fenómeno está relacionado con lo que se conoce como la ley de la atracción, la idea de que atraes a tu vida lo que piensas y sientes con mayor intensidad. Aunque esta ley no debe entenderse de manera simplista o mágica, en esencia, se alinea con la noción cuántica de que el observador participa activamente en la creación de su realidad. Tus pensamientos y emociones, cuando se sostienen de manera coherente y con convicción, pueden influir en tus acciones, decisiones y, en consecuencia, en los resultados que experimentas.

El papel de la elección consciente

Como creador consciente de tu realidad, tienes el poder de elegir cómo responder a las circunstancias de tu vida. Aunque no siempre puedes controlar lo que sucede a tu alrededor, siempre puedes controlar tu reacción. Este poder de elección es la herramienta más poderosa que tienes para moldear tu experiencia de vida. Al tomar decisiones conscientes que reflejen tus valores, deseos y objetivos, comienzas a alinear tu realidad externa con tu ser interno.

La clave para ser un creador consciente de tu realidad radica en la auto-conciencia. Al practicar la reflexión y la meditación, puedes llegar a comprender mejor tus patrones de pensamiento y creencias. Al hacerlo, puedes identificar y cambiar aquellas creencias limitantes que te impiden vivir la vida que deseas. A medida que te vuelves más consciente de tu poder para crear, puedes empezar a vivir con mayor intención, eligiendo pensamientos, emociones y acciones que se alineen con la realidad que deseas experimentar.

Conclusión

Eres un ser con la capacidad de influir en tu realidad, no solo como un observador pasivo, sino como un creador activo. La física cuántica nos muestra que la realidad no es un hecho fijo, sino un campo de posibilidades que responde a la conciencia del observador. Al tomar control de tu mente y tus creencias, al elegir conscientemente cómo piensas y actúas, puedes comenzar a moldear tu realidad de una manera que refleje tu verdadero potencial y propósito. En última instancia, eres el arquitecto de tu vida, y el poder para crear está siempre en tus manos.

¿Qué es la conciencia?

La consciencia es el estado de conocimiento de uno mismo y del entorno por el cual el individuo realiza sus funciones perceptivas, intelectuales, afectivas y motoras. Desde el punto de vista neurológico la consciencia se manifiesta en su actuación mediante la actividad cerebral y se considera como un complejo de unidades de información que tiene su base material en el cerebro. *Cum-scientia* es el término latino que significa no solo que el hombre es capaz de saber, a ciencia cierta, de manera certera, cuál es el bien y la verdad, sino además que su conocimiento le viene del saber mismo de Dios.

> La conciencia es el centro más secreto del hombre, es el santuario en el que está solo con Dios y en el que su voz se hace oír.

El escritor francés Albert Camus solía decir: "El hombre de la verdad no envejece".

El apóstol Pablo declaró sobre la Conciencia: " *Y por eso procuro tener siempre una conciencia sin ofensa ante Dios y ante los hombres".*

La Conciencia es tu verdadero Ser, todo viene y se va , todo aparece y desaparece, lo único que siempre está allí es la Conciencia .

Desde el punto de vista filosófico se dice que la consciencia es un fenómeno que siempre está en presente, no cambia, por eso percibe el tiempo, es decir, el cambio que afecta a los procesos del mundo físico, aunque esta actividad requiere no sólo del presente consciente sino también de la relación del pasado con el futuro, algo típico de la consciencia en conjunción con la memoria y otras funciones cognitivas.

ENCUENTRA TU PAZ INTERIOR

"Hemos olvidado que somos consciencia y nos hemos identificado con objetos. Pensamos: "soy cuerpo y por lo tanto voy a morir" sin embargo la conciencia no se encuentra en ningún cuerpo. El cuerpo aparece en la conciencia, la mente aparece en la conciencia , el mundo aparece en la conciencia. Eso es lo que experimentamos. Pero, pese a todo, superponemos a nuestra experiencia la noción contraria : que la conciencia está en la mente , que la mente está en el cuerpo y que el cuerpo está en el mundo".

Francis Lucille, de Flores del silencio

"Eres consciente siendo un bebé , y durante tu infancia, tu adolescencia y tu vida adulta. Has sido consciente toda tu vida.

La conciencia ha sido y es la única constante de tu vida. Tu cuerpo cambia sin cesar; tu mente, también . Tus pensamientos, emociones y sensaciones varían continuamente .Lo único que permanece inmutable es tu Conciencia de todo ella .

Y esa Conciencia *es lo que eres realmente.*

Eres Consciencia

No eres un cuerpo, una mente ni un cúmulo de pensamientos ,recuerdos , sentimientos y sensaciones . Eres el que es *consciente* de ese cuerpo, esa mente , esas ideas, sentimientos , sensaciones y recuerdos .

Eres la Conciencia misma .

De hecho , sin conciencia no podrías conocer ni experimentar la vida ni ninguna de sus manifestaciones."

Rhonda Byrne, el Secreto más Grande

"Eso eres. Está tan cerca de ti que no puedes verlo. Miras el mundo que te rodea a través de sus ojos.

Jan Frazier, de The Freedom of Being

" Nos han enseñado a creer que , cuando decimos "yo", nos estamos refiriendo al cuerpo, cuando en realidad "yo" equivale a Conciencia.
David Bingham

"En el instante en que encuentras la conciencia ,algo dentro de ti la reconoce."
Mooji

"El descubrimiento de nuestro verdadero Ser tiene el poder de transformar la oscuridad de la ignorancia en la luz de la comprensión pura. Es el hallazgo más profundo, trascendente y radical . Es un árbol que da fruto de inmediato. Cuando comprendemos quiénes somos -cómo experimentamos y percibimos al mundo- muchísimas cosas se enderezan y cobran sentido . Si lo que buscas es la verdad , no hay muchas cosas que aprender. No se necesita un gran caudal de conocimientos. Lo que hace falta es tomar conciencia de lo que eres , de tu auténtico Yo."
Mooji

"La persona no existe, no hay tal cosa. Si dices "soy una persona" tienes que decir cuál: érase una vez un bebé, un adolescente, un niño.... Y ese devenir llegará pronto a su fin".
Dr. Deepak Chopra

"La peor costumbre que hemos adquirido a lo largo de los milenios es creer que somos este cuerpo."
Lester Levenson, de Happiness is Free
"Identificarte con el cuerpo y la mente es lo que te impide ver lo que eres realmente. Esa confusión de identidad oculta como un velo tu auténtico Ser." *Mooji*

La conciencia es un estado de unidad que trasciende el género y la forma, una chispa divina de lo divino . Esta conciencia celestial existe más allá de los conocimientos del mundo físico , la Tierra . Dentro de cada ser humano existe una naturaleza dual : el YO Superior (alma) y el YO Inferior (el ego), que representan los dos aspectos espiritual y físico respectivamente.

Los humanos poseen una conciencia más avanzada que los animales. Los animales operan con una conciencia unidireccional y carecen de autoconciencia, mientras que los humanos tenemos una conciencia bidireccional que nos permite ser conscientes de nosotros mismos y realizar un análisis de introspección de nuestros aspecto físico, espiritual y mental.

Lucas 17:12 " *El reino de Dios está dentro de Ti".*

¿Qué tiene que ver la conciencia con Dios?

La conciencia nos ayuda a escuchar la voz de Dios, a reconocer su verdad y a saber cómo debemos vivir . Es un "juicio de la razón" con el que dilucidamos si un acto es correcto o no.

¿ Qué dijo Jesús de la conciencia?

En Juan 3:21-24 se dice: pero si la conciencia no nos acusa, queridos, crece nuestra confianza en Dios y Él nos considera todo lo que le pidamos , porque cumplimos sus mandamientos y hacemos cuánto le agrada .

En Corintios 3:16-17

16. "¿ *No sabéis que sois templo de Dios , y que el Espíritu de Dios mora en vosotros?"*

17. *"Si alguno destruyera el templo de Dios, Dios le destruirá , porque el templo de Dios, el cual sois vosotros, Santo es."*

Jesús dijo : *"el hombre nunca verá la muerte porque no hay muerte que ver o conocer"*, el cuerpo no vive, sólo lo mantiene el espíritu

/conciencia interior. Las acciones del cuerpo están bajo el mando del alma centradora .

¿ Qué es la conciencia según lo espiritual?

La conciencia es una cualidad eterna (o sea, sin principio ni fin) que posee el alma espiritual .

La conciencia no aumenta ni disminuye, solo se enfoca en algo. En el contexto espiritual la conciencia se dirige a alguna forma de Dios o a la energía divina omnipresente .

Pensar es crear.

Creamos con la luz , la forma nace a imagen del pensamiento, el hombre es la única unidad de la creación que es autoconsciente de la <u>luz cósmica</u> que hay en él.

Perspectiva espiritual. New age y espiritualidad moderna.

Muchas corrientes dentro de la espiritualidad moderna sostienen que los seres humanos tienen una esencia divina y un potencial ilimitado para la autorrealización y la conexión con lo divino.

Ambas preguntas, "¿Quién soy yo?" y "¿Qué es la conciencia?", son fundamentales para entender nuestra existencia y nuestro lugar en el mundo. Estas exploraciones nos invitan a profundizar en nuestra propia experiencia subjetiva, cuestionar nuestras suposiciones y abrirnos a nuevas formas de entendernos a nosotros mismos y nuestra relación con la realidad.

ALMA

¿Qué es el alma y dónde está el alma ?

El concepto del alma es complejo y ha sido interpretado de diversas maneras a lo largo de la historia por diferentes culturas, religiones y sistemas filosóficos.

El alma es generalmente entendida como la esencia inmaterial, espiritual o metafísica de un ser vivo. Nos da la capacidad de pensar y de sentir y a menudo se le atribuye inmortalidad. Se le considera la parte que otorga vida y es la esencia inmaterial que define al individuo y a la humanidad .

El alma es inmortal y se considera la parte más importante del ser humano.El alma tiene varias dimensiones y es la fuerza vital que proviene de Dios. Tenemos un alma, pero muchas vidas. Cuando el cuerpo físico muere, el alma sigue viviendo y se reencarna en otras vidas si así lo desea, porque tiene el libre albedrío para elegir , si quiere quedarse como Ser de Luz o quiere experimentar otra encarnación y experiencia como humano.

En el hinduismo , el alma es eterna y forma parte del ciclo de reencarnación (samsara). El objetivo es alcanzar moksha, la liberación del ciclo de reencarnación, y unirse con Brahman, la realidad suprema.

Filosofía occidental.

Platón: El alma es inmortal y preexiste antes de unirse al cuerpo. Tiene tres partes: racional, irascible y apetitiva. La justicia se alcanza cuando estas partes están en armonía.

Aristóteles: El alma es la forma del cuerpo, es decir, su esencia vital. No es separable del cuerpo, y tiene varias funciones: nutritiva (en plantas), sensitiva (en animales) y racional (en humanos).

Dualismo de Descartes

Rene Descartes argumentó que la realidad está compuesta de dos sustancias distintas: la res cogitans (mente o alma) y la res extensa (cuerpo o materia).

La mente, la cual es una sustancia pensante, inmaterial y no extendida en el espacio. Es la sede de la conciencia y el pensamiento.

El cuerpo, que es una sustancia material, está extensa en el espacio y sujeta a las leyes físicas.

Principales argumentos de Descartes

Duda metódica.

Descartes usó la duda metódica para demostrar que, aunque podemos dudar de la existencia del mundo físico, no podemos dudar de la existencia de nuestra propia mente, ya que el acto de dudar implica pensar, y para pensar debe existir una mente pensante. Esta idea se resume en su famoso (cogito ergo sum) *"pienso, luego existo"*.

Características comunes del concepto del Alma

Inmaterialidad: El alma no es física ni material; es una entidad espiritual o metafísica.

Fuente de vida y conciencia: El alma es vista como lo que da vida y conciencia a los seres vivos.

Inmortalidad: En muchas tradiciones, se considera que el alma es inmortal y perdura más allá de la muerte del cuerpo físico.

El alma es un concepto que ha sido central en muchas religiones, filosofías y culturas a lo largo de la historia. Aunque su naturaleza exacta y sus características varían, comúnmente se le atribuye la función de ser la esencia inmaterial que otorga vida y conciencia a los seres vivos, y muchas veces se le considera inmortal.

Como dijo Sócrates: **"Conócete a ti mismo"**. Esta frase simple y poderosa resume la esencia de la filosofía del autoconocimiento. Cuando comprendemos quiénes somos en el fondo, podemos tomar decisiones más conscientes y alineadas con nuestros valores y propósito de vida.

Dijo Jesús:

" Si quienes os guían os dicen, < Mirad , el reino está en el cielo>, entonces las aves del cielo os precederán. Si os dicen, <Está en el mar >, entonces los peces os precederán. El Reino está más bien dentro de vosotros y está fuera de vosotros. Cuando lleguéis a conoceros entonces seréis conocidos y os daréis cuenta de que sois vosotros los hijos del Padre vivo. Pero si no llegáis a conoceros , vivís en la pobreza y sois vosotros esa pobreza".

ENCUENTRA TU PAZ INTERIOR

"Busca la verdad y la verdad te hará libre" decía Jesús de Nazaret, el más grande de los maestros.

Haz tus deseos realidad

La idea de "alinear el cerebro con el corazón" para manifestar lo que deseamos es una integración poderosa de la ciencia cuántica y la espiritualidad, donde la mente y las emociones trabajan en armonía para crear nuestra realidad. Esta alineación no es solo una metáfora; tiene raíces en la biología, la neurociencia y la física cuántica.

La conexión entre el cerebro y el corazón

El cerebro y el corazón están profundamente interconectados, tanto física como energéticamente. El corazón no es solo un órgano que bombea sangre; también es un centro de inteligencia. De hecho, el corazón tiene su propio sistema nervioso independiente, conocido como el "cerebro del corazón", que envía señales al cerebro que pueden influir en nuestras percepciones, emociones y decisiones.

El Instituto HeartMath, una organización de investigación, ha estudiado extensamente la coherencia entre el corazón y el cerebro. La coherencia cardíaca se refiere a un estado en el que el ritmo del corazón es estable y armonioso, lo que a su vez influye positivamente en la actividad cerebral. Cuando el corazón y el cerebro están en coherencia, experimentamos mayor claridad mental, estabilidad emocional y una mayor capacidad para responder a los desafíos de manera efectiva.

El papel de la física cuántica

Desde la perspectiva de la física cuántica, la realidad que experimentamos no está fija, sino que es un campo de posibilidades. El observador, o sea, tú, influye en la manifestación de la realidad a través de su enfoque, intención y emoción. Cuando pensamos en algo con intensidad y lo acompañamos con emociones fuertes, estamos, en esencia, sintonizando nuestra energía con esa realidad potencial y atrayéndola hacia nuestra experiencia.

Para que esta manifestación sea efectiva, es crucial que el cerebro (que representa nuestros pensamientos y creencias) y el corazón (que representa nuestras emociones y deseos profundos) estén alineados. Si tu mente desea algo, pero tu corazón está en conflicto, como el miedo o la duda, la energía que proyectas es incoherente, lo que dificulta la manifestación de tus deseos.

Alineando el cerebro y el corazón

Para alinear el cerebro y el corazón, es necesario trabajar en dos niveles: mental y emocional.

1. Claridad mental :

- El primer paso es tener claridad sobre lo que realmente deseas. Esto implica no solo identificar tus metas superficiales, sino también conectar con tus deseos más profundos, aquellos que resuenan con tu propósito y valores. Este proceso de auto-reflexión te ayuda a enfocar tu mente en una dirección clara y determinada.

2. Coherencia emocional :

- Una vez que tienes claridad mental, el siguiente paso es generar emociones que estén en armonía con esos deseos. El corazón es la fuente de estas emociones. Técnicas como la meditación, la visualización y la práctica de la gratitud pueden ayudarte a sintonizar tu corazón con tus intenciones. Sentir emociones positivas como el amor, la gratitud y la alegría en relación con tus deseos refuerza la señal que envías al universo.

3. Práctica de la coherencia :

- Puedes practicar la coherencia entre el cerebro y el corazón a través de ejercicios específicos. Por ejemplo, la técnica de respiración cardíaca, dónde te enfocas en tu corazón mientras respiras lentamente, puede ayudar a sincronizar el ritmo cardíaco y la actividad cerebral. Al practicar esto regularmente, entrenas a tu mente y a tu corazón para trabajar juntos de manera armoniosa.

Manifestando tus deseos

Cuando el cerebro y el corazón están alineados, tu energía se vuelve coherente, y la señal que envías al universo es clara y potente. Esta coherencia te coloca en una posición ideal para atraer y manifestar lo que realmente deseas. En este estado, no solo piensas en lo que quieres, sino que también lo sientes profundamente, como si ya estuviera presente en tu vida.

Esta alineación crea un campo magnético a tu alrededor que influye en tu realidad, permitiendo que las oportunidades, las personas y las circunstancias que necesitas para lograr tus deseos comiencen a aparecer en tu vida. En resumen, alinear el cerebro con el corazón es la clave para manifestar una vida que esté en completa sintonía con tus sueños y aspiraciones más profundos.

2. Contribuir: el camino hacia la paz interior

Contribuir es un acto fundamental que trasciende las simples acciones de dar y recibir. Se trata de un compromiso profundo con el bienestar de los demás y el mundo que nos rodea. Contribuir puede tomar muchas formas, desde actos de bondad y generosidad hasta el voluntariado y la participación activa en causas sociales. Este concepto es esencial tanto para la paz interior como para el crecimiento espiritual, ya que al enfocarnos en el servicio a los demás, encontramos un propósito más grande y significativo en nuestras vidas.

La paz interior a través de la contribución

Al contribuir, experimentamos una conexión profunda con nuestra humanidad compartida. La acción de ayudar a otros, ya sea a través de pequeños gestos diarios o grandes iniciativas, nos permite salir de nuestras preocupaciones y ansiedades personales. Al centrarnos en las necesidades y el bienestar de los demás, nuestras propias cargas emocionales se aligeran, creando un espacio para la paz y la serenidad interior.

La paz interior se nutre del sentido de comunidad y pertenencia que surge al contribuir. Sentirnos parte de algo más grande que nosotros mismos y saber que nuestras acciones tienen un impacto positivo nos brinda una profunda satisfacción y una sensación de propósito. Este sentido de propósito es crucial para mantener una mente tranquila y un corazón en paz.

El crecimiento espiritual a través de la contribución

El acto de contribuir también es una vía poderosa para el crecimiento espiritual. En muchas tradiciones espirituales, el servicio desinteresado a los demás es visto como una práctica sagrada. A través de la contribución, cultivamos virtudes como la compasión, la empatía, la generosidad y la humildad. Estas cualidades son fundamentales para el desarrollo espiritual y nos ayudan a acercarnos a una mayor comprensión y conexión con lo divino.

Contribuir nos desafía a salir de nuestro egoísmo y a reconocer la interconexión de todas las cosas. Nos enseña a ver más allá de nuestras limitaciones personales y a abrazar una perspectiva más amplia y universal. Este cambio de enfoque nos permite experimentar un sentido de unidad y pertenencia cósmica, enriqueciendo nuestro viaje espiritual.

Formas de contribuir

Existen innumerables formas de contribuir y cada acto, sin importar cuán pequeño parezca, tiene un valor inmenso. Algunas maneras de comenzar sería con estos ejemplos:

1. Voluntariado: Ofrecer tu tiempo y habilidades en organizaciones comunitarias, refugios, hospitales, o cualquier causa que te apasione.

2. Donaciones: Contribuir financieramente a causas y organizaciones que trabajan por el bienestar de los demás y del planeta.

3. Actos de bondad diaria: Realizar pequeños gestos de amabilidad, como ayudar a un vecino, escuchar a alguien que necesita apoyo, o simplemente ser amable y respetuoso en tus interacciones diarias.

4. Mentoría y educación: Compartir tus conocimientos y experiencias para ayudar a otros a crecer y desarrollarse.

5. Activismo y participación comunitaria: Involucrarse en movimientos y actividades que promuevan la justicia social, la equidad y el cuidado del medio ambiente.

Contribuir es más que un acto; es una forma de ser y de vivir. Al dedicar nuestras acciones al servicio de los demás, no solo fomentamos la paz y el bienestar en el mundo, sino que también encontramos una profunda paz interior y avanzamos en nuestro camino espiritual. En un mundo que a menudo nos impulsa hacia el individualismo y la competencia, elegir contribuir es un acto revolucionario de amor y conexión que tiene el poder de transformar nuestras vidas y la de quienes nos rodean.

La alegría de dar: un camino hacia la verdadera felicidad

En el tejido de nuestras vidas, uno de los hilos más brillantes es el acto de dar. Mientras que la sociedad a menudo nos enseña a buscar la felicidad en lo que podemos recibir, la verdadera esencia de la dicha se revela en la capacidad de ofrecer a los demás. Dar, ya sea a través de un acto de generosidad, un gesto amable, o simplemente con tu tiempo y atención, tiene el poder de enriquecer tanto a quien recibe como a quien da.

Cuando te dedicas a contribuir al bienestar de los demás, experimentas una transformación profunda. Cada vez que haces una donación, ayudas a alguien en necesidad o simplemente ofreces una sonrisa genuina, te conectas con una parte fundamental de tu humanidad. Esta conexión te llena de una satisfacción que el simple acto de recibir no puede igualar. La alegría de ver a otro ser humano beneficiado por tus acciones tiene una resonancia profunda que trasciende el momento y se convierte en una fuente constante de felicidad.

Además, la felicidad de los demás es contagiosa. Cuando haces una diferencia en la vida de alguien, esa persona a menudo responde con una sonrisa, gratitud y, a su vez, una actitud positiva hacia el mundo. Este efecto en cadena no solo mejora el estado de ánimo de quienes te rodean, sino que también te envuelve en un círculo de felicidad compartida. La energía positiva se multiplica y regresa a ti en formas inesperadas.

El acto de dar te recuerda que estás contribuyendo a algo más grande que tú mismo. Al centrarse en servir y contribuir, te alineas con un propósito más elevado y experimentas una profunda sensación de realización. En última instancia, la verdadera felicidad no se encuentra en lo que recibes, sino en la capacidad de hacer el bien y compartir tu luz con el mundo. Es en el acto de dar donde descubres la verdadera alegría y plenitud de la vida.

3.La paz y amor propio

El mundo le da prioridad a la paz interior, y ofrece un sinfín de posibilidades a quienes buscan "la paz del alma y de la mente". Normalmente, los gurús de la paz interior mencionan que uno mismo es la fuente de la paz.

Con frecuencia, el término paz se utiliza como saludo y bendición (Lucas 24:36). Así que, ¿qué es exactamente la paz, y cómo podemos tener "paz interior"?

Una palabra que frecuentemente se traduce como "paz" en la Biblia significa, en realidad, "ligar en su totalidad, cuando todas las partes esenciales están unidas". La paz interior, entonces, es una integridad de mente y espíritu, y un corazón totalmente en reposo. Jesús dijo: *"La paz os la dejo, mi paz os doy. No os la doy como la da el mundo. No se turbe vuestro corazón y no tengáis temor".* Así que la paz es la presencia de Dios.

"La paz es un fruto del Espíritu Santo"(Gálatas 5:22). Podemos optar por la paz en lugar de dejarnos llevar por el miedo y la preocupación.

Vivir en paz significa que interactuamos con los que nos rodean de acuerdo con nuestra propia integridad mental. Nuestras reacciones a las circunstancias pueden aportar paz a una situación que, de otro modo, sería caótica.

Jesús dijo: *"Bienaventurados los pacificadores, porque serán llamados hijos de Dios"* (Mateo 5:9). Y en Santiago 3:18 dice: *"Y el fruto de la justicia se siembra en paz para aquellos que hacen la paz".* El deseo de Dios es que los que le conocemos aprendamos a vivir en paz dentro de nosotros mismos primero. Así podremos irradiar esa paz a los demás, brindando calma y sabiduría a las situaciones tensas, y de este modo seremos luces en el mundo (Mateo 5:14; Filipenses 2:14-15).

La Biblia también destaca la importancia del autoconocimiento.

ENCUENTRA TU PAZ INTERIOR

En Proverbios 4:23, se nos aconseja: *"Sobre toda cosa guardada, guarda tu corazón; porque de él mana la vida"*. Este versículo nos recuerda que debemos ser vigilantes y conscientes de nuestros pensamientos y emociones, ya que influyen directamente en nuestra vida y bienestar.

El amor propio es un concepto fundamental en la búsqueda del bienestar y la felicidad. Se trata de una relación intrínseca que tenemos con nosotros mismos, donde aprendemos a aceptarnos, valorarnos y cuidarnos.

El amor propio se refiere a la apreciación y el respeto que sentimos por nosotros mismos. Es reconocer nuestro valor inherente y tratarnos con la misma compasión y comprensión que ofreceríamos a un ser querido. No se trata de ser egocéntricos o arrogantes, sino de tener una relación sana y equilibrada con nosotros mismos.

Amor propio

El amor propio es una base esencial para una vida equilibrada y plena. Cuando cultivamos una relación sana con nosotros mismos, no solo mejoramos nuestra salud mental y nuestras relaciones, sino que también creamos un entorno interno que nos permite florecer en todos los aspectos de nuestra vida. A continuación, explicaremos cómo el amor propio impacta positivamente en diversas áreas clave de nuestra vida.

1. Mayor autoconciencia y aceptación

Uno de los mayores beneficios del amor propio es el desarrollo de una profunda autoconciencia. A medida que practicas el amor propio, te vuelves más consciente de tus pensamientos, emociones y comportamientos. Esta autoconciencia te permite entender mejor quién eres, qué te motiva y cuáles son tus verdaderos deseos y necesidades.

Además, el amor propio fomenta la aceptación de ti mismo tal como eres, con tus virtudes y defectos. En lugar de juzgarte o criticarte duramente, aprendes a tratarte con compasión y a reconocer que eres un ser humano en constante evolución. Esta aceptación reduce la autocrítica y fomenta una relación más saludable contigo mismo, lo que a su vez te permite crecer y cambiar desde un lugar de amor, en lugar de desde un lugar de carencia o autoexigencia.

2. Mejora de la salud física

El amor propio no solo beneficia tu salud mental, sino también tu salud física. Cuando te amas y te valoras a ti mismo, eres más propenso a cuidar de tu cuerpo de manera consciente. Esto puede manifestarse en hábitos más saludables, como una alimentación equilibrada, ejercicio regular, y la búsqueda de un equilibrio entre el trabajo y el descanso.

Además, el amor propio te impulsa a prestar atención a las señales de tu cuerpo y a actuar en consecuencia, ya sea descansando cuando estás cansado, buscando ayuda médica cuando la necesitas, o simplemente dándote el permiso para disfrutar de momentos de placer y relajación. Este cuidado integral reduce el riesgo de enfermedades relacionadas con el estrés y mejora tu bienestar general.

3. Fortalecimiento de la confianza en uno mismo

El amor propio es la piedra angular de la confianza en uno mismo. Cuando te amas, te reconoces como una persona valiosa y capaz, lo que refuerza tu confianza en tus habilidades y decisiones. Esta confianza te permite enfrentar desafíos con una actitud positiva y te da la fortaleza necesaria para superar los obstáculos que puedas encontrar en tu camino.

La confianza en uno mismo que proviene del amor propio no es arrogancia, sino una creencia profunda en tu valor inherente. Esto te permite tomar decisiones alineadas con tus verdaderos deseos y necesidades, sin temor al juicio o la desaprobación de los demás. Como resultado, te vuelves más asertivo en la toma de decisiones y más decidido a seguir el camino que realmente deseas.

4. Resiliencia emocional

La resiliencia emocional es la capacidad de recuperarse de las dificultades y el amor propio juega un papel crucial en su desarrollo. Cuando te amas a ti mismo, te das permiso para sentir y procesar tus emociones sin juzgarte. Este enfoque saludable hacia tus emociones te permite manejarlas de manera efectiva y recuperarte más rápidamente de las experiencias difíciles.

Además, el amor propio te proporciona un ancla interna de estabilidad. Cuando enfrentamos desafíos o fracasos, no te defines por ellos, sino que mantienes una visión equilibrada de ti mismo. Sabes que tu valor no depende de las circunstancias externas y que siempre eres digno de amor y respeto, independientemente de lo que ocurra en tu vida.

5. Creatividad y expresión personal

El amor propio también abre la puerta a una mayor creatividad y expresión personal. Cuando te valoras y te aceptas tal como eres, te sientes libre para explorar y expresar tus talentos únicos sin miedo al fracaso o al juicio. Esto puede llevar a una mayor satisfacción personal y a la realización de proyectos creativos que reflejan tu auténtico ser.

La creatividad es una expresión del alma y el amor propio proporciona el espacio seguro necesario para que esta creatividad florezca. Te sientes más cómodo experimentando, tomando riesgos y siguiendo tus pasiones, lo que a su vez puede llevar a un crecimiento personal significativo y a una vida más rica y plena.

El amor propio es una práctica continua que tiene un impacto profundo en todos los aspectos de tu vida. Desde mejorar tu salud mental y física, hasta fortalecer tus relaciones y aumentar tu resiliencia emocional, los beneficios del amor propio son vastos y transformadores. Al cultivar una relación amorosa contigo mismo, te das el regalo de una vida más equilibrada, plena y auténtica. Recuerda que el amor propio no es un destino, sino un viaje que merece ser recorrido con paciencia, compasión y alegría.

Cómo cultivar el amor propio

Cultivar el amor propio es un proceso continuo y profundamente transformador que te permite construir una relación más saludable y armoniosa contigo mismo. Es una práctica que requiere tiempo, paciencia y una dedicación consciente, pero los beneficios que aporta a tu bienestar emocional, mental y físico son inmensos. A continuación, se presentan algunos enfoques esenciales para trabajar y fortalecer el amor propio.

1. Autoaceptación

El primer paso para cultivar el amor propio es la autoaceptación. Este concepto implica aceptar todas las partes de ti mismo, incluidas tus imperfecciones y errores. Es importante reconocer que, como ser humano, estás en constante crecimiento y evolución. Todos cometemos errores y tenemos aspectos de nosotros mismos que no son perfectos, pero estos no disminuyen nuestro valor. En lugar de luchar contra tus defectos, aprende a aceptarlos como una parte natural de tu experiencia humana. Esta aceptación te libera de la autocrítica destructiva y te permite enfocarte en el aprendizaje y el crecimiento personal.

2. Cuidado personal

El cuidado personal es otra piedra angular del amor propio. Dedicarse tiempo a uno mismo para realizar actividades que promuevan el bienestar es esencial para mantener un equilibrio saludable entre la mente, el cuerpo y el espíritu. Esto puede incluir ejercicio físico, meditación, leer, descansar, o cualquier actividad que te haga sentir bien y te recargue de energía. El cuidado personal no es un lujo, sino una necesidad. Priorizar tu bienestar te permite estar en una mejor posición para manejar los desafíos de la vida y te da la energía necesaria para cuidar de los demás desde un lugar de plenitud.

3. Habla interna positiva

La manera en que te hablas a ti mismo tiene un impacto profundo en tu autoestima y en cómo te ves en el mundo. Cultivar una habla interna positiva es fundamental para el amor propio. Es necesario ser consciente de los pensamientos negativos y críticos que surgen y reemplazarlos activamente con afirmaciones positivas y constructivas. Frases como "Me acepto tal y como soy" o "Soy divina, creativa, valiente y fuerte" son poderosas herramientas que puedes utilizar para reforzar tu autoestima. Repite estas afirmaciones a lo largo del día, especialmente cuando surjan pensamientos negativos. Con el tiempo, este hábito transformará tu diálogo interno y te ayudará a verte con más amor y respeto.

4. Establecimiento de límites

El amor propio también implica establecer límites saludables. Esto significa reconocer y respetar tus propias necesidades y no permitir que los demás las traspasen. Aprender a decir "no" cuando es necesario y proteger tu tiempo y energía es un acto de amor propio. Establecer límites claros te ayuda a mantener relaciones equilibradas y a evitar el agotamiento emocional.

Cultivar el amor propio es un viaje continuo que requiere práctica y paciencia. A través de la autoaceptación, el cuidado personal, una habla interna positiva y el establecimiento de límites, puedes construir una relación más amorosa y respetuosa contigo mismo. Recuerda que el amor propio es la base de una vida plena y satisfactoria, y cada pequeño paso que tomes hacia el amor propio te acercará más a una existencia en paz y armonía contigo mismo.

4. Técnica de Ho'oponopono

Ho'oponopono es una antigua técnica hawaiana de reconciliación y perdón. El término "ho'oponopono" se traduce aproximadamente como "corregir un error" o "hacer lo correcto". Esta práctica se basa en la idea de que todos estamos interconectados y que los problemas externos pueden ser corregidos internamente a través del auto-perdón y la limpieza espiritual.

Principios básicos del Ho'oponopono:

1. Responsabilidad total .

La idea es que somos responsables no solo de nuestras propias acciones, sino también de todo lo que experimentamos. Cualquier problema o conflicto en nuestras vidas es una oportunidad para hacer introspección y limpieza espiritual.

2. Auto-perdón y arrepentimiento.

Para corregir los problemas, uno debe primero asumir la responsabilidad y luego buscar el perdón y la reconciliación dentro de uno mismo.

3. Limpieza de memorias y creencias limitantes.

La práctica se centra en limpiar las memorias y creencias que causan los problemas. Esto se hace mediante la repetición de frases específicas.

Se centra en asumir la responsabilidad personal de nuestras experiencias y utilizar afirmaciones para limpiar las creencias y recuerdos que pueden estar causando problemas. Aquí te presento ejemplos de frases que se utilizan en esta técnica para limpiar memorias y creencias limitantes:

a. "Lo siento, por favor perdóname, te amo, gracias."

Esta es la frase central del Ho'oponopono. Cada uno de estos enunciados cumple una función específica:

- "Lo siento": Reconoce y asume la responsabilidad por cualquier cosa que esté causando desarmonía.

- "Por favor perdóname": Solicita el perdón, ya sea de uno mismo o de la energía universal.

- "Te amo" : Expresa amor y aceptación, ayudando a sanar y transformar la energía.

- "Gracias" : Agradece el proceso de limpieza y la oportunidad de liberar y sanar.

b. "Siento mucho que esto esté ocurriendo. Me perdono por haberlo permitido. Te amo y te agradezco."

Este enunciado es una variación que puede ser útil para abordar situaciones específicas o problemas personales. Ayuda a asumir responsabilidad y liberar emociones vinculadas a esas situaciones.

c. "Estoy dispuesto(a) a soltar todas las creencias limitantes que tengo sobre [tema específico]."

Este enunciado se puede personalizar para abordar creencias limitantes específicas. Por ejemplo:

- "Estoy dispuesto(a) a soltar todas las creencias limitantes que tengo sobre mi capacidad para tener éxito."

- "Estoy dispuesto(a) a soltar todas las creencias limitantes sobre el dinero y la abundancia."

d. "Liberaré todo el miedo y la duda que tengo en relación con [situación específica]."

Este enunciado se enfoca en liberar emociones negativas específicas. Por ejemplo:

- "Liberaré todo el miedo y la duda que tengo en relación con mi carrera profesional."

- "Liberaré todo el miedo y la duda que tengo en relación con mis relaciones personales."

e. "Me perdono a mí mismo(a) por las veces que he creído que no merezco ser feliz."

Este enunciado aborda la autoevaluación negativa y la creencia en la falta de merecimiento. Ayuda a limpiar y transformar estas creencias en afirmaciones positivas.

f. "Estoy dispuesto(a) a liberar todos los patrones de pensamiento que dicen que no soy suficiente."

Esta afirmación se centra en patrones de pensamiento limitantes relacionados con la autoaceptación y la autoestima.

g. "Siento mucho las veces que he permitido que el miedo al fracaso controle mis decisiones. Me perdono y elijo liberar este miedo."

Este enunciado es útil para abordar el miedo al fracaso y cómo afecta tus decisiones y acciones.

h. "Agradezco la oportunidad de liberar todas las memorias que me impiden tener éxito (en un área específica)."

Puedes personalizar este enunciado según el área de tu vida en la que sientas que necesitas limpiar memorias y creencias limitantes. Por ejemplo:

- "Agradezco la oportunidad de liberar todas las memorias que me impiden tener éxito en mis finanzas."

- "Agradezco la oportunidad de liberar todas las memorias que me impiden tener éxito en mis relaciones amorosas."

¿Cómo usar estas frases?

Para aplicar estas frases de Ho'oponopono, puedes seguir estos pasos:

1. Identifica el área de tu vida o la creencia específica que deseas limpiar.

2. Repite las frases en voz alta o en tu mente, enfocándote en la emoción y la intención detrás de ellas.

3. Siente el perdón y el amor mientras las dices, permitiendo que estas emociones limpien y transformen tus creencias limitantes.

4. Practica la repetición regular de estas frases para profundizar la limpieza y la liberación.

¿Cómo se practica la técnica Ho'oponopono?

1. Encuentra un lugar tranquilo : Busca un espacio donde puedas relajarte y no ser interrumpido.

2. Identifica el problema : Piensa en el problema o conflicto que deseas abordar.

3. Repite las frases : Concentra tu mente en el problema y repite las frases "Lo siento, Perdóname, Te amo, Gracias". Puedes hacerlo en cualquier orden y tantas veces como desees.

4. Permite la limpieza : Confía en el proceso y permite que las memorias y emociones negativas sean liberadas.

Beneficios del Ho'oponopono

-Reducción del estrés y la ansiedad

- Mejora de las relaciones interpersonales

- Claridad mental y emocional

- Mayor paz interior

El Ho'oponopono es una herramienta poderosa para sanar y liberar bloqueos internos, y con práctica constante, puedes experimentar transformaciones profundas en tu vida.

Ho'oponopono se ha popularizado en todo el mundo gracias a sus sencillas pero profundas enseñanzas, ayudando a muchas personas a encontrar paz y resolución en sus vidas.

La magia del Ho'oponopono.

Se trata del Dr. Ihaleakala Hew Len, un terapeuta hawaiano que trabajó en el Hospital Estatal de Hawái en los años 80. La historia cuenta que el Dr. Hew Len fue capaz de curar a un pabellón completo de pacientes psiquiátricos criminales sin siquiera verlos en persona, utilizando únicamente la técnica de Ho'oponopono.

La historia del Dr. Hew Len y el Ho'oponopono

El Dr. Hew Len fue contratado para trabajar en la unidad de alta seguridad del hospital, donde se alojaban criminales peligrosos que padecían graves problemas mentales. Antes de su llegada, el personal del hospital sufría mucho estrés y las condiciones eran terribles; los pacientes estaban encadenados o sedados constantemente, y había una alta rotación de empleados debido a las condiciones de trabajo tan difíciles.

Sin embargo, el Dr. Hew Len no siguió los métodos tradicionales de tratamiento. En lugar de ello, se sentaba en su oficina, revisaba las historias clínicas de los pacientes y trabajaba en sí mismo. Practicaba el Ho'oponopono, una antigua técnica hawaiana de reconciliación y perdón, que en su forma más simple consiste en repetir las palabras: "Lo siento, perdóname, gracias, te amo". Según su explicación, el Dr. Hew Len tomaba la responsabilidad total de todo lo que ocurría en su realidad, incluida la condición de los pacientes, y trabajaba para limpiar y sanar las memorias y creencias erróneas que él tenía que podrían estar contribuyendo al problema.

Sorprendentemente, con el tiempo, los pacientes empezaron a mejorar. Muchos de ellos, que se consideraban incurables, fueron rehabilitados y liberados. El ambiente en el hospital cambió dramáticamente: el personal comenzó a disfrutar de su trabajo, las restricciones y cadenas se eliminaron, y el pabellón terminó cerrándose porque ya no había necesidad de él.

El poder del Ho'oponopono

El Ho'oponopono se basa en la idea de que todo lo que experimentamos en la vida es una proyección de nuestros recuerdos, creencias y emociones, y que al sanar nuestras propias memorias, podemos sanar a los demás y al mundo que nos rodea. La práctica es una forma de asumir la responsabilidad total por nuestra vida y de limpiarnos de las energías negativas que nos afectan y que, por extensión, afectan a los demás.

La historia del Dr. Hew Len ha inspirado a muchas personas a explorar el Ho'oponopono como una herramienta para la sanación personal y colectiva. Aunque no existe evidencia científica que respalde los eventos narrados en esta historia, su mensaje de responsabilidad personal, amor y perdón ha resonado profundamente en quienes buscan un camino de crecimiento espiritual y sanación.

5. Practicar la auto-reflexión

1. Escritura en diario personal

Mantener un diario es una herramienta poderosa para el autoconocimiento. Dedica unos minutos cada día para escribir sobre tus pensamientos, emociones y experiencias. Pregúntate a ti mismo:

- ¿Qué me ha hecho sentir feliz hoy?

- ¿Qué me ha causado estrés o preocupación?

- ¿Qué aprendí sobre mí mismo hoy?

2. Reflexión guiada

Realiza sesiones de reflexión guiada. Encuentra un lugar tranquilo y sin distracciones, y responde a las siguientes preguntas:

- ¿Cuáles son mis valores fundamentales?

- ¿Qué me apasiona en la vida?

- ¿Cuáles son mis miedos y cómo puedo enfrentarlos?

3. Meditación de atención plena

La meditación es una práctica excelente para cultivar el autoconocimiento. Dedica tiempo cada día para sentarte en silencio y observar tus pensamientos y emociones sin juzgarlos. Permítete explorar tus patrones mentales y emocionales con curiosidad y compasión.

La sabiduría de los antiguos maestros

Los maestros antiguos han enfatizado la importancia del autoconocimiento a lo largo de la historia. Aquí hay algunas citas que nos inspiran a profundizar en nuestro viaje personal:

- Lao-Tsé: "Conocer a otros es inteligencia; conocerse a uno mismo es la verdadera sabiduría."

Buda: "El secreto de la salud para la mente y el cuerpo no es lamentarse por el pasado, ni preocuparse por el futuro, sino vivir el momento presente sabiamente y con seriedad." Rumi: "Lo que buscas está buscándote. La respuesta a tus preguntas está dentro de ti."

El poder del autoconocimiento

Cuando dedicamos tiempo y esfuerzo al autoconocimiento, comenzamos a vivir de manera más auténtica y plena. Somos capaces de reconocer y liberar patrones negativos, tomar decisiones más alineadas con nuestros valores y construir una vida que refleje nuestra verdadera esencia.

En el Nuevo Testamento, el apóstol Pablo escribe en 2 Corintios 13:5: *"Examinaos a vosotros mismos, si estáis en la fe; probaos a vosotros mismos."* Este versículo nos anima a reflexionar y evaluar nuestro estado interior y espiritual continuamente.

El viaje hacia el autoconocimiento es continuo y transformador. Cada día nos ofrece la oportunidad de aprender más sobre nosotros mismos y crecer en sabiduría y comprensión. Al embarcarte en este viaje, recuerda ser paciente y compasivo contigo mismo. El autoconocimiento es una puerta hacia la paz interior y una vida más significativa.

Como concluye el sabio griego Heráclito: "No es posible bañarse dos veces en el mismo río, porque nuevas aguas corren siempre sobre uno." De igual manera, cada momento de autoconocimiento nos trae nuevas percepciones y oportunidades para transformarnos.

6. La meditación

La importancia de la meditación.

La meditación es una práctica atemporal adoptada por varias tradiciones espirituales, ofrece una manera poderosa de conectarse con la fuente divina. Como un gran sabio hindú dijo, en los Yoga Sutras: "para distraer los pensamientos , cálmate y cuando la mente se calma ocurre la meditación" , a través de la meditación creamos un sagrado espacio dentro de nosotros mismos para conectar con la energía universal . Alineandonos con la sabiduría de Buda que enseña que: "la mente es todo y en lo que creemos nos convertimos", explorar la manifestación energética es adentrarse en un viaje hacia la comprensión más profunda de nuestro potencial y conexión con el universo

La meditación es una práctica milenaria que ha sido utilizada por diversas culturas y religiones para alcanzar la paz interior, la claridad mental y el bienestar general.

Las prácticas de meditación tienen raíces en varias tradiciones religiosas y filosóficas en todo el mundo, incluyendo el hinduismo, el budismo, el taoísmo y el cristianismo. Las primeras referencias a la meditación se encuentran en textos hindúes de la India, como los Vedas, que datan de hace más de 3000 años.

En el mundo moderno, la meditación se ha convertido en una herramienta esencial para manejar el estrés, la ansiedad y mejorar la salud física y mental.

Pero, ¿por qué es tan importante la meditación y qué beneficios ofrece para el cuerpo y la mente?

Buda enseñó: "*La meditación trae sabiduría; la falta de meditación nos deja en la ignorancia.*" Este principio subraya la capacidad de la meditación para fomentar la comprensión profunda y el conocimiento personal.

Beneficios de la meditación para el cuerpo

-Reducción del estrés

La meditación activa la respuesta de relajación del cuerpo, reduciendo los niveles de cortisol, la hormona del estrés. Estudios han demostrado que la meditación regular puede disminuir significativamente los niveles de estrés percibido y fisiológico.

- Mejora del sistema inmunológico

La práctica regular de la meditación puede fortalecer el sistema inmunológico, haciéndonos menos propensos a enfermedades. Esto se debe a que la meditación reduce la inflamación y aumenta la actividad de las células defensivas del cuerpo.

- Disminución de la presión arterial

La meditación puede ayudar a reducir la presión arterial al promover la relajación y mejorar la función del sistema cardiovascular. Esto puede disminuir el riesgo de enfermedades del corazón y accidentes cerebrovasculares.

- Reducción del dolor

La meditación puede ser una herramienta efectiva para manejar el dolor crónico. Al cambiar la percepción del dolor y aumentar la tolerancia, la meditación puede reducir la intensidad del dolor percibido.

Beneficios de la meditación para la mente

- Mejora de la concentración y el enfoque

La meditación entrena la mente para mantener la atención en el presente, lo que puede mejorar la concentración y el enfoque en tareas cotidianas. Esto es especialmente útil en el entorno laboral y académico.

-Aumento de la claridad mental

Meditar regularmente puede despejar la mente de pensamientos negativos y confusos, proporcionando una mayor claridad mental y una perspectiva más positiva sobre la vida.

- Mejora de la salud emocional

La meditación puede aumentar la autoconciencia y la autorregulación emocional, reduciendo la reactividad emocional y promoviendo sentimientos de calma y bienestar.

Rumi dijo: "*La paz es la mayor conquista que una persona puede lograr*", y la meditación es una herramienta poderosa para alcanzar esa paz.

- Reducción de la ansiedad y la depresión.

Numerosos estudios han encontrado que la meditación puede reducir los síntomas de ansiedad y depresión. Al promover un estado de calma y equilibrio, la meditación ayuda a manejar los pensamientos y emociones negativas.

La sabiduría de los antiguos maestros

Los maestros antiguos han reconocido desde hace mucho tiempo los beneficios de la meditación. Aquí hay algunas citas que destacan la importancia de esta práctica:

- *Lao-Tsé:* "Silencia tu mente, y escucharás tu corazón."

- *Patanjali:* "El yoga es la cesación de las fluctuaciones de la mente." (Yoga Sutras)

- *San Francisco de Asís*: "Cuando el hombre encuentra paz dentro de sí mismo, se vuelve el tipo de persona que puede vivir en paz con los demás."

La meditación en la Biblia

La meditación también se menciona en la Biblia, donde se destaca como una práctica importante para la reflexión y la conexión espiritual.

En Salmos 46:10 , se nos instruye: *"Quedaos quietos, y sabed que yo soy Dios."* Este versículo enfatiza la importancia de la quietud y la meditación para conectarse con lo divino y encontrar la paz interior.

Ejercicio práctico de meditación

Busca un lugar donde no serás interrumpido. Siéntate en una posición cómoda, con la espalda recta y las manos descansando en tu regazo.

Cierra los ojos y comienza a concentrarte en tu respiración. Inhala profundamente por la nariz, llenando tus pulmones de aire, y exhala lentamente por la boca.

Simplemente observa tu respiración sin tratar de cambiarla. Si tu mente se distrae con pensamientos, suavemente vuelve tu atención a tu respiración.

Realiza un escaneo corporal, moviendo tu atención lentamente desde los pies hasta la cabeza, observando cualquier tensión o incomodidad y permitiendo que se relaje.

Meditación guiada

Si prefieres, puedes usar una meditación guiada, donde una voz te guía a través del proceso de relajación y enfoque.

La meditación es una práctica poderosa y accesible que puede transformar tu vida. Desde la reducción del estrés hasta la mejora de la salud emocional, los beneficios de la meditación son amplios y profundos. Al incorporar la meditación en tu rutina diaria, puedes cultivar una mayor paz interior, claridad mental y bienestar general.

Como dijo el maestro zen Thich Nhat Hanh *"La paz está en cada paso. Brilla en la brisa de la mañana. La paz está en cada paso. El sol sonríe. La paz está en cada paso. El sendero es alegre."* Que la meditación te guíe hacia una vida más plena y serena, paso a paso.

La meditación y la neurogénesis: ¿Pueden crearse nuevas neuronas?

La meditación, además de ofrecer beneficios evidentes para el bienestar mental y emocional, también tiene un impacto profundo en la estructura y función del cerebro. Investigaciones recientes han explorado cómo la meditación puede influir en la neurogénesis, el proceso de creación de nuevas neuronas en el cerebro.

¿Qué es la neurogénesis?

La neurogénesis es el proceso mediante el cual se forman nuevas neuronas en el cerebro. Este proceso es especialmente activo en dos áreas del cerebro:

- El hipocampo , que está asociado con la memoria y el aprendizaje.

- La zona subventricular , que contribuye a la creación de nuevas neuronas en otras partes del cerebro.

La neurogénesis es crucial para mantener la plasticidad cerebral, la capacidad del cerebro para adaptarse y reorganizarse a lo largo de la vida. Este proceso es fundamental para el aprendizaje, la memoria y la recuperación de lesiones cerebrales.

La meditación y el cerebro

Estudios han demostrado que la meditación puede tener un efecto significativo en el cerebro. Algunas de las áreas del cerebro que se ven afectadas positivamente por la meditación incluyen:

- La corteza prefrontal : asociada con la toma de decisiones, la atención y la autorregulación.

- El hipocampo : crucial para la formación de nuevas memorias y el aprendizaje.

- La amígdala : involucrada en la respuesta emocional y el manejo del estrés.

Evidencia científica

Varios estudios científicos han explorado cómo la meditación puede influir en la neurogénesis,

esto sugiere que la meditación puede estimular la creación de nuevas neuronas.

Estudios con Humanos

Un estudio realizado por la Universidad de Harvard encontró que la meditación de atención plena durante ocho semanas aumentó la densidad de la materia gris en el hipocampo. La materia gris contiene la mayoría de las neuronas del cerebro y es crucial para el procesamiento de la información y el control muscular.

La neurocientífica Dr. Sara Lazar, de la Universidad de Harvard, ha realizado estudios utilizando imágenes de resonancia magnética (IRM) para observar los efectos de la meditación en el cerebro. Sus investigaciones encontraron que las personas que meditan regularmente tienen un aumento en el grosor de la corteza prefrontal y el hipocampo, áreas relacionadas con la atención, la introspección y la memoria.

Beneficios de la neurogénesis inducida por la meditación

La neurogénesis inducida por la meditación puede tener varios beneficios para la salud mental y emocional:

- Mejora de la Memoria y el Aprendizaje

La creación de nuevas neuronas en el hipocampo puede mejorar la capacidad para formar nuevas memorias y aprender nuevas habilidades.

-Reducción del Estrés y la Ansiedad

Al mejorar la regulación emocional y reducir la reactividad de la amígdala, la meditación puede ayudar a manejar mejor el estrés y la ansiedad.

-Mayor Resiliencia

La neurogénesis puede aumentar la capacidad del cerebro para recuperarse de lesiones y adaptarse a cambios, lo que puede contribuir a una mayor resiliencia mental.

Sabiduría ancestral y la ciencia moderna

Las enseñanzas de los maestros antiguos y las escrituras sagradas también subrayan la importancia de la meditación para el bienestar mental y emocional. Por ejemplo, Lao-Tsé dijo: "Silencia tu mente, y escucharás tu corazón." Esta sabiduría se alinea con los hallazgos científicos de que la meditación puede calmar la mente y fomentar un cerebro más saludable.

En la Biblia, en Filipenses 4:8 , se nos aconseja: *"Por lo demás, hermanos, todo lo que es verdadero, todo lo honesto, todo lo justo, todo lo puro, todo lo amable, todo lo que es de buen nombre; si hay virtud alguna, si algo digno de alabanza, en esto pensad."* Este versículo resalta la importancia de enfocar la mente en pensamientos positivos y edificantes, algo que la meditación puede facilitar al entrenar la mente para ser más consciente y selectiva en sus pensamientos.

La meditación no solo es una práctica para el bienestar emocional y mental, sino que también tiene el potencial de transformar la estructura y función del cerebro a nivel biológico. Al fomentar la neurogénesis, la meditación puede mejorar la memoria, reducir el estrés y aumentar la resiliencia mental.

Como dijo Thich Nhat Hanh *"Sentarse en meditación es estar en tu verdadero hogar, el hogar que siempre está disponible, ese hogar es el lugar más seguro del mundo."* Que la práctica de la meditación te guíe a tu verdadero hogar interior, donde la paz, la claridad y la salud mental florezcan.

¿Qué es la neuroplasticidad?

La neuroplasticidad, también conocida como plasticidad cerebral, es la capacidad del cerebro para reorganizarse y adaptarse a lo largo de la vida. Este proceso implica cambios en la estructura y función del cerebro en respuesta a nuevas experiencias, aprendizajes, lesiones y cambios en el entorno. La neuroplasticidad es una característica fundamental del cerebro humano y es esencial para el aprendizaje, la memoria y la recuperación de lesiones.

Tipos de Neuroplasticidad:

1. Neuroplasticidad Funcional

Esta forma de plasticidad se refiere a la capacidad del cerebro para mover funciones de una parte dañada del cerebro a otras áreas no dañadas. Por ejemplo, si una parte del cerebro que controla el movimiento de una extremidad se daña, otras partes del cerebro pueden asumir esa función.

2. Neuroplasticidad Estructural

Implica cambios en la estructura física del cerebro. Esto puede incluir la creación de nuevas sinapsis (conexiones entre neuronas), el crecimiento de nuevas neuronas (neurogénesis) y cambios en la forma y el tamaño de las áreas cerebrales.

Mecanismos de la neuroplasticidad

La neuroplasticidad se produce a través de varios mecanismos, que incluyen:

-Sinaptogénesis

La formación de nuevas sinapsis entre las neuronas. Este proceso es esencial para el aprendizaje y la memoria, ya que permite la creación de nuevas rutas de comunicación en el cerebro.

-Poda sináptica

La eliminación de sinapsis no utilizadas o ineficaces. Este proceso optimiza la eficiencia del cerebro al fortalecer las conexiones útiles y eliminar las innecesarias.

-Neurogénesis

La creación de nuevas neuronas, particularmente en el hipocampo, una región del cerebro involucrada en la memoria y el aprendizaje.

-Cambios en la densidad de receptores

El cerebro puede aumentar o disminuir el número de receptores en las sinapsis para ajustar la sensibilidad a ciertos neurotransmisores.

Importancia de la neuroplasticidad

1. Aprendizaje y Memoria

La neuroplasticidad es la base del aprendizaje y la memoria. Cuando aprendemos algo nuevo, el cerebro forma nuevas conexiones sinápticas y fortalece las existentes.

2. Recuperación de Lesiones Cerebrales

Después de una lesión cerebral, como un accidente cerebrovascular, la neuroplasticidad permite que el cerebro se reorganice y recupere funciones perdidas. A través de la rehabilitación, las áreas no dañadas del cerebro pueden asumir las funciones de las áreas dañadas.

La neuroplasticidad permite al cerebro adaptarse a nuevos entornos y experiencias. Esto es crucial para la supervivencia, ya que nos permite aprender de las experiencias y adaptarnos a nuevas situaciones.

La neuroplasticidad también juega un papel en la regulación de las emociones. Las prácticas como la meditación y el mindfulness pueden promover cambios positivos en el cerebro que ayudan a reducir el estrés y la ansiedad.

Ejemplos de neuroplasticidad

1. Aprendizaje de nuevas habilidades

Cuando aprendes a tocar un instrumento musical, tu cerebro forma nuevas conexiones y rutas para coordinar el movimiento de tus manos y la lectura de la música.

2. Rehabilitación de accidente cerebrovascular

Pacientes que han sufrido un accidente cerebrovascular pueden recuperar funciones perdidas a través de la terapia física y ocupacional, que estimula la neuroplasticidad y ayuda al cerebro a reorganizarse.

3. Adquisición de un nuevo idioma

Aprender un nuevo idioma puede aumentar la densidad de la materia gris en áreas del cerebro asociadas con el lenguaje y la memoria.

Sabiduría ancestral y la neuroplasticidad

Los antiguos maestros y las escrituras sagradas también han tocado indirectamente el concepto de neuroplasticidad. Buda enseñó: "*Somos lo que pensamos. Todo lo que somos surge con nuestros pensamientos. Con nuestros pensamientos, hacemos el mundo.*" Este principio se alinea con la idea de que nuestras experiencias y pensamientos pueden moldear físicamente nuestro cerebro a lo largo del tiempo.

En la Biblia, Romanos 12:2 nos exhorta: "*No os conforméis a este siglo, sino transformaos por medio de la renovación de vuestro entendimiento, para que comprobéis cuál sea la buena voluntad de Dios, agradable y perfecta.*" Este versículo destaca la importancia de renovar y transformar nuestra mente, un concepto que se puede relacionar con la neuroplasticidad y la capacidad del cerebro para cambiar y adaptarse.

La neuroplasticidad es una característica asombrosa del cerebro humano que nos permite aprender, adaptarnos y recuperarnos a lo largo de la vida. Comprender y aprovechar este proceso puede abrir nuevas oportunidades para el crecimiento personal, el aprendizaje continuo y la resiliencia ante desafíos. Al cultivar prácticas que promuevan la neuroplasticidad, como la meditación, el aprendizaje continuo y la rehabilitación activa, podemos mejorar nuestra salud mental y emocional, y vivir una vida más plena y adaptativa.

Joe Dispenza, conocido por su trabajo en la intersección de la neurociencia, la meditación y el potencial humano, sostiene que la meditación puede tener un impacto significativo en la curación de enfermedades y en la transformación personal. Aquí están algunos de los puntos clave de su enfoque:

Conexión mente-cuerpo

Dispenza argumenta que la mente y el cuerpo están profundamente conectados y que los pensamientos y emociones pueden influir en la salud física. Según él, los pensamientos negativos y el estrés pueden desencadenar una cascada de respuestas fisiológicas que pueden contribuir a enfermedades.

Neuroplasticidad y reprogramación del cerebro

Dispenza enseña que el cerebro es plástico y capaz de cambiar a lo largo de la vida. La meditación puede ayudar a reprogramar el cerebro, creando nuevas conexiones neuronales que apoyan la salud y el bienestar.

Cambio de pensamientos.

Al cambiar patrones de pensamiento a través de la meditación, las personas pueden influir en su biología y en su salud general. Esto incluye la capacidad de superar hábitos negativos y adictivos.

Meditación y energía cuántica

-Campos de energía.

Dispenza sugiere que durante la meditación, las personas pueden acceder a campos de energía cuántica que pueden influir en la materia. Esto se basa en la idea de que la conciencia puede afectar la realidad física.

-Meditaciones guiadas.

Utiliza meditaciones guiadas para ayudar a las personas a entrar en estados de conciencia profunda, donde pueden visualizar la curación y la transformación.

Evidencia científica

- Estudios y Experiencias.

Dispenza apoya sus afirmaciones con estudios científicos y casos de personas que han experimentado mejoras significativas en su salud después de practicar sus técnicas de meditación.

Ha realizado investigaciones en talleres y retiros, midiendo los cambios en el cerebro y el cuerpo de los participantes antes y después de las meditaciones.

La importancia del corazón

- Coherencia cardíaca.

Joe Dispenza enfatiza la importancia de la coherencia cardíaca, un estado en el que el corazón y el cerebro están en armonía. La meditación puede ayudar a alcanzar este estado, promoviendo una sensación de bienestar y facilitando la curación.

Transformación personal

-Cambio de identidad.

Mediante la meditación, las personas pueden cambiar su identidad y desapegarse de viejas creencias y patrones de comportamiento que contribuyen a la enfermedad.

-Creación de un nuevo Yo.

Dispenza enseña que al crear una visión clara de una nueva identidad y enfocarse en ella durante la meditación, las personas pueden manifestar cambios positivos en su vida y salud.

-Historias de sanación.

Dispenza comparte numerosos testimonios de personas que han superado enfermedades crónicas, incluso terminales, mediante la práctica regular de meditación y el cambio de su mentalidad.

Joe Dispenza propone que la meditación es una herramienta poderosa para la curación de enfermedades y la transformación personal. A través de la meditación, las personas pueden influir en su biología, acceder a campos de energía cuántica y reprogramar su cerebro para mejorar su salud y bienestar general. Su enfoque se basa en la neurociencia, la conexión mente-cuerpo y el potencial transformador de la mente.

7. La importancia del Yoga

El yoga es una práctica antigua originaria de la India que combina posturas físicas, técnicas de respiración y meditación. Los primeros desarrollos registrados están en los antiguos textos sánscritos conocidos como los Vedas y los Upanishads, y más tarde en los Yoga Sutras de Patanjali, escritos alrededor del siglo II a.C.

Se ha popularizado en todo el mundo debido a sus numerosos beneficios para el bienestar físico y mental. A continuación, exploraremos estos beneficios, presentaremos diferentes estilos de yoga y ofreceremos secuencias de posturas fáciles que se pueden practicar en casa.

Beneficios del Yoga

El yoga es una práctica integral que ofrece una amplia gama de beneficios físicos, mejorando no solo la fuerza y la flexibilidad, sino también la salud cardiovascular y la función articular. A través de sus diversas posturas y técnicas, el yoga trabaja cada parte del cuerpo, promoviendo un bienestar físico general.

Uno de los beneficios más reconocidos del yoga es la mejora de la flexibilidad . Las posturas de yoga (asanas) están diseñadas para estirar y alargar los músculos, lo que, con la práctica regular, ayuda a reducir la rigidez y aumentar el rango de movimiento en las articulaciones. Esto no solo mejora la flexibilidad, sino que también previene lesiones, especialmente en personas con un estilo de vida sedentario o que practican deportes de alto impacto.

El yoga también contribuye significativamente al desarrollo de la fuerza y el tono muscular . Muchas posturas de yoga requieren que el practicante mantenga su peso corporal en diferentes posiciones, lo que implica el uso de músculos que quizás no se activan en la vida cotidiana. Este tipo de entrenamiento de resistencia natural fortalece los músculos de manera equilibrada, tonificando el cuerpo sin agregar volumen excesivo, y mejorando la resistencia muscular.

Además, el yoga beneficia al sistema cardiovascular. A través de la combinación de posturas y respiración controlada, el yoga mejora la circulación sanguínea, ayudando a reducir la presión arterial y promoviendo la salud del corazón. Los estilos más dinámicos, como Vinyasa o Ashtanga, incluso pueden elevar la frecuencia cardíaca a niveles comparables a los de un ejercicio aeróbico moderado, lo que mejora la resistencia cardiovascular.

La práctica regular de yoga también potencia el equilibrio y la coordinación. Las posturas de equilibrio requieren concentración y estabilidad, lo que fortalece los músculos centrales y mejora la coordinación general. Esto es especialmente importante a medida que envejecemos, ya que ayuda a prevenir caídas y mejora la movilidad.

Por último, el yoga es altamente beneficioso para la salud articular. El movimiento suave y consciente del yoga lubrica las articulaciones, manteniéndolas flexibles y saludables. Esto es especialmente útil para personas con artritis o rigidez articular, ya que el yoga puede reducir el dolor y mejorar la movilidad.

En conjunto, estos beneficios físicos del yoga hacen de esta práctica una herramienta poderosa para mantener y mejorar la salud corporal a cualquier edad.

Beneficios mentales del Yoga

El yoga, más que una disciplina física, es una práctica integral que combina cuerpo, mente y espíritu, ofreciendo una amplia gama de beneficios mentales que pueden transformar la calidad de vida. A través de técnicas de respiración, meditación y posturas físicas (asanas), el yoga nos brinda herramientas poderosas para mejorar nuestro bienestar mental y emocional.

Uno de los beneficios más destacados es la "reducción del estrés" . En el ajetreo de la vida moderna, el estrés se ha convertido en un compañero constante, afectando nuestra salud y bienestar. Las prácticas de respiración profunda y meditación en el yoga ayudan a calmar el sistema nervioso, disminuyendo los niveles de cortisol, la hormona del estrés. Esto no solo nos permite relajarnos y encontrar serenidad en medio del caos, sino que también tiene efectos duraderos en nuestra salud mental y física.

Otro beneficio crucial es la "mejora del sueño". Muchas personas luchan contra el insomnio y la falta de sueño reparador, lo que impacta negativamente en su vida diaria. La práctica regular de yoga, con su enfoque en la relajación y el equilibrio del cuerpo, puede ayudar a regular los patrones de sueño, permitiendo un descanso más profundo y revitalizante. Posturas suaves antes de dormir, combinadas con técnicas de respiración, preparan el cuerpo y la mente para un sueño tranquilo.

El yoga también es una herramienta poderosa para el "aumento de la conciencia y la concentración". Al centrar la mente en la respiración y las posturas, el yoga promueve la atención plena, lo que nos ayuda a estar presentes en el momento. Esta práctica de mindfulness mejora la claridad mental, permitiendo un mejor enfoque en las tareas diarias y un desempeño más eficiente. Con el tiempo, la mente se vuelve más disciplinada y menos propensa a la distracción.

Además, el yoga facilita la "regulación emocional". A través de la conexión entre mente y cuerpo, el yoga nos enseña a observar nuestras emociones sin juzgarlas, permitiéndonos manejarlas de manera más efectiva. Esto fomenta la resiliencia emocional, reduciendo los síntomas de ansiedad y depresión, y promoviendo un estado mental más equilibrado y positivo.

La "autoconciencia" es otro beneficio profundo del yoga. Al practicar constantemente, los individuos desarrollan una mayor comprensión de sus pensamientos, emociones y patrones de comportamiento. Esta mayor autoconciencia facilita un mejor autoconocimiento y la capacidad de hacer cambios positivos en la vida.

Finalmente, el yoga promueve un "bienestar general". Más allá de los beneficios individuales, la práctica constante de yoga cultiva una sensación de paz interior y satisfacción personal, creando un estado de bienestar que trasciende la esterilla y se refleja en todas las áreas de la vida. El yoga, en su esencia, no es solo una práctica física, sino un camino hacia la salud mental y emocional que puede transformar profundamente nuestra vida diaria.

Diferentes estilos de Yoga

Elegir el estilo de yoga adecuado es un paso fundamental para disfrutar al máximo de esta práctica milenaria y aprovechar sus numerosos beneficios. Con tantos estilos disponibles, es esencial que selecciones uno que se alinee con tus objetivos personales, tu nivel de condición física y tus preferencias. Aquí te ofrecemos una guía para encontrar el estilo de yoga que mejor se adapte a ti.

Si eres nuevo en el yoga, el **Hatha yoga** es una excelente opción. Este estilo es considerado el fundamento de la mayoría de las prácticas de yoga modernas, ya que se enfoca en posturas básicas y en la respiración, enseñándote a alinear correctamente el cuerpo y a conectarte con tu respiración. El Hatha yoga se caracteriza por su ritmo lento y su enfoque en el aprendizaje de las posturas (asanas) y la meditación, lo que lo convierte en un punto de partida perfecto para principiantes. Te ayudará a familiarizarte con los movimientos, a aumentar tu flexibilidad y a desarrollar una base sólida sin sentirte abrumado.

Por otro lado, si buscas un desafío físico y un entrenamiento más vigoroso, el **Vinyasa yoga** puede ser la opción ideal. Este estilo se centra en la fluidez de movimiento, conectando cada postura con la respiración en una secuencia dinámica y continua. Las clases de Vinyasa son conocidas por su intensidad, ya que suelen ser más rápidas y físicamente exigentes. Es ideal para quienes desean fortalecer su cuerpo, mejorar su resistencia cardiovascular y disfrutar de una práctica que también ofrezca un componente de meditación en movimiento. Si te gusta el ejercicio y estás buscando una forma de combinar fuerza, flexibilidad y energía, Vinyasa yoga es para ti.

Si tu objetivo principal es la relajación profunda y aumentar la flexibilidad, entonces el **Yin yoga** es perfecto para ti. Yin yoga se enfoca en estiramientos prolongados y pasivos, que se mantienen durante varios minutos. Este estilo trabaja las capas más profundas del cuerpo, como los tejidos conectivos y las articulaciones, promoviendo una mayor flexibilidad y liberación de tensión. Yin yoga también es ideal para quienes buscan una práctica más introspectiva y meditativa, ya que invita a la quietud y al enfoque en el presente, permitiendo un descanso mental profundo y una conexión interior.

Independientemente del estilo que elijas, practicar yoga regularmente puede transformar tu vida al mejorar tu salud física, mental y emocional. Cada estilo de yoga ofrece un camino diferente hacia el bienestar, por lo que es importante que encuentres el que más resuene contigo y te motive a mantener una práctica constante. Explora las diferentes opciones y comienza tu viaje hacia un bienestar integral, disfrutando de los beneficios que cada estilo de yoga tiene para ofrecer.

8. El arte de la respiración consciente

La respiración es uno de los procesos más fundamentales de la vida, y aunque ocurre de manera automática, pocas veces nos detenemos a observar o a considerar su impacto en nuestra salud y bienestar. La respiración consciente es una práctica que consiste en prestar atención deliberada a la forma en que respiramos, y controlar ese proceso para influir positivamente en nuestro cuerpo y mente. Esta técnica milenaria es una poderosa herramienta para reducir el estrés, mejorar la claridad mental y regular nuestras emociones.

El poder de la respiración consciente

La respiración es más que una simple función biológica; es un puente entre el cuerpo y la mente. Cada inhalación y exhalación influye directamente en nuestro estado físico y emocional. La mayoría de las personas respiran de manera superficial, lo que puede llevar a una sensación constante de estrés y ansiedad. La respiración consciente, por el contrario, nos invita a tomar el control de nuestra respiración, haciendo que cada respiración sea más profunda y completa. Al hacerlo, podemos activar el sistema nervioso parasimpático, que es responsable de la respuesta de "descanso y digestión" del cuerpo.

Beneficios de la respiración consciente

Uno de los beneficios más notables de la respiración consciente es la reducción del estrés.

En situaciones de estrés, nuestro cuerpo entra en un estado de "lucha o huida", aumentando la frecuencia cardíaca, la presión arterial y liberando hormonas del estrés como el cortisol. La respiración consciente contrarresta este efecto activando el sistema nervioso parasimpático, que reduce la frecuencia cardíaca y baja la presión arterial, promoviendo una sensación de calma y relajación. Al practicar la respiración profunda y controlada, podemos interrumpir el ciclo de estrés y regresar a un estado de equilibrio.

Otro beneficio importante es la mejora de la claridad mental. La respiración consciente aumenta el suministro de oxígeno al cerebro, lo que es esencial para el funcionamiento cognitivo óptimo. Al aumentar la oxigenación cerebral, se mejora la concentración, la memoria y la capacidad de toma de decisiones. Esto es especialmente útil en situaciones que requieren un enfoque mental intenso o en momentos de confusión y fatiga mental. Además, una mayor claridad mental nos permite ser más creativos y resolver problemas con mayor eficacia.

La regulación emocional es otro aspecto clave de la respiración consciente. Las emociones y la respiración están intrínsecamente conectadas; por ejemplo, cuando estamos ansiosos, nuestra respiración tiende a ser rápida y superficial. Al aprender a controlar nuestra respiración, podemos influir directamente en nuestro estado emocional. Respirar de manera lenta y profunda ayuda a equilibrar las emociones, reduciendo la ansiedad, la irritabilidad y el estrés. Esto no solo mejora nuestra estabilidad emocional, sino que también nos da la capacidad de enfrentar situaciones difíciles con mayor calma y claridad.

Técnicas de respiración consciente

Existen varias técnicas de respiración consciente que puedes incorporar fácilmente en tu vida diaria.

Una de las más simples es la *respiración diafragmática o abdominal,* que consiste en inhalar profundamente por la nariz, permitiendo que el abdomen se expanda, y luego exhalar lentamente por la boca.

Otra técnica es la *respiración alternada por las fosas nasales (Nadi Shodhana)* , que equilibra los hemisferios del cerebro y calma la mente.

1. Siéntate en una posición cómoda con la espalda recta.

2. Usa el pulgar derecho para cerrar la fosa nasal derecha.

3. Inhala profundamente por la fosa nasal izquierda.

4. Cierra la fosa nasal izquierda con el anular derecho y exhala por la fosa nasal derecha.

5. Inhala por la fosa nasal derecha, luego cierra y exhala por la izquierda.

6. Continúa alternando de esta manera durante unos minutos.

La *respiración cuadrada o Box Breathing* es otra técnica efectiva, que consiste en inhalar durante cuatro segundos, retener la respiración durante cuatro segundos, exhalar durante cuatro segundos, y luego retener nuevamente durante cuatro segundos antes de repetir el ciclo.

Incorporación en la vida diaria

Incorporar la respiración consciente en tu rutina diaria no requiere mucho tiempo ni esfuerzo. Puedes comenzar con solo unos minutos al día, tal vez por la mañana para empezar el día con calma, o por la noche para relajarte antes de dormir. También puedes practicar la respiración consciente en momentos de estrés o cuando necesites un descanso mental.

Al hacer de la respiración consciente un hábito, comenzarás a notar cambios profundos en tu bienestar físico, mental y emocional. Este simple acto de prestar atención a la respiración puede ser transformador, proporcionando una herramienta accesible y poderosa para mejorar tu calidad de vida.

9. Tu hogar- un espacio de paz

Crear un hogar que inspire paz y tranquilidad es fundamental para cultivar un espacio donde el cuerpo y la mente puedan relajarse y recargarse. El Feng Shui, un antiguo arte chino que busca armonizar el entorno con el flujo de energía vital, ofrece principios valiosos para transformar cualquier hogar en un refugio de serenidad. Aquí te explico cómo aplicar estos principios y otros consejos prácticos para crear un hogar de paz.

El rincón de meditación: tu santuario personal

Un rincón de meditación es una adición poderosa a cualquier hogar. Este espacio debe estar ubicado en un área tranquila donde puedas meditar sin interrupciones. Puede ser una esquina en una habitación, un espacio en tu sala de estar o incluso un rincón en el balcón.

Mobiliario y accesorios: Utiliza un cojín o una silla cómoda para sentarte durante tus meditaciones. Agrega una alfombra suave y almohadones para mayor confort. Es recomendable incluir una pequeña mesa o altar para colocar velas, incienso, o figuras espirituales que te inspiren. Estos elementos no solo embellecen el espacio, sino que también aportan una sensación de sacralidad.

Iluminación: La iluminación suave y cálida es esencial para crear un ambiente relajante. Las lámparas de sal, las velas, o las luces tenues pueden ayudar a establecer el tono de calma necesario para la meditación y la introspección.

Colores que fomentan la calma

El color es una herramienta poderosa para influir en nuestro estado de ánimo y energía. En Feng Shui, los colores suaves y neutros como el blanco, beige, gris claro y tonos pastel son ideales para crear un ambiente de serenidad. Estos colores son calmantes y ayudan a reducir el estrés, haciéndolos perfectos para cualquier espacio donde busques relajarte.

Colores naturales: Los verdes y azules suaves son especialmente efectivos para promover la calma, ya que evocan la naturaleza y el aire libre. Estos colores pueden aplicarse en las paredes, muebles y accesorios para fomentar un entorno tranquilo y equilibrado.

Elementos naturales: conexión con la Tierra

Incorporar elementos naturales en la decoración de tu hogar es clave para crear un ambiente armonioso. Las plantas de interior, por ejemplo, no solo purifican el aire, sino que también aportan una sensación de frescura y vitalidad.

Plantas recomendadas: El aloe vera, la lavanda y los helechos son excelentes opciones para interiores, ya que requieren poco mantenimiento y tienen propiedades purificadoras. Colocar plantas en áreas estratégicas del hogar, como la sala de estar o el baño, puede aumentar la sensación de bienestar.

Materiales naturales: Utilizar materiales como la madera, el bambú, y el mimbre en los muebles y decoraciones también aporta calidez y una conexión directa con la naturaleza. Estos materiales son sostenibles y aportan un toque de rusticidad que favorece un ambiente relajado.

Agua: Si es posible, incluye una pequeña fuente de agua en tu hogar. El sonido del agua en movimiento tiene un efecto profundamente calmante, ayudando a reducir el estrés y a mejorar la concentración.

Espacio libre de desorden

Un hogar libre de desorden es esencial para el bienestar mental. El desorden no solo causa estrés, sino que también bloquea el flujo de energía positiva en el hogar, según los principios del Feng Shui.

Organización: Deshazte de los objetos innecesarios y mantén solo aquellos que realmente necesitas o que te traen alegría. Utiliza cajas, cestas y estanterías para mantener tus pertenencias organizadas, asegurándote de que cada objeto tenga su lugar designado.

Rutina de limpieza: Establece una rutina regular de limpieza para mantener el espacio ordenado y limpio. Un entorno limpio contribuye significativamente a la tranquilidad mental y al bienestar general.

Aromaterapia y sonidos relajantes

El sentido del olfato está estrechamente relacionado con nuestras emociones y recuerdos, por lo que los aromas adecuados pueden transformar tu hogar en un santuario de paz.

Aromaterapia: Utiliza aceites esenciales como lavanda, eucalipto, o sándalo en difusores para llenar tu hogar de aromas calmantes. Estos olores no solo promueven la relajación, sino que también pueden ayudar a mejorar la calidad del sueño y reducir la ansiedad.

Sonidos relajantes: Reproduce música suave, sonidos de la naturaleza o meditaciones guiadas para crear un ambiente que favorezca la tranquilidad. Estos sonidos pueden ser especialmente útiles en el rincón de meditación o en momentos de descanso.

Personalización del espacio

Finalmente, personalizar tu espacio con objetos que te hagan sentir bien es clave para crear un hogar acogedor. Decora con fotos familiares, obras de arte o recuerdos que te inspiren y te llenen de alegría. Estos elementos personales pueden proporcionar una sensación de confort y felicidad, haciendo que tu hogar sea un reflejo auténtico de ti mismo.

Crear un hogar de paz no requiere grandes inversiones ni reformas drásticas. Con algunos cambios simples, como elegir colores suaves, incorporar elementos naturales, y mantener un espacio ordenado, puedes transformar tu hogar en un refugio de tranquilidad y bienestar. Aplicando estos principios, no solo mejorarás tu entorno físico, sino que también cultivarás un espacio que nutra tu bienestar emocional y mental. Tu hogar, tu refugio de paz, estará siempre listo para recibirte con calma y serenidad.

10. Alimentación saludable

La nutrición es un pilar fundamental para nuestra salud y bienestar general. Lo que comemos no solo afecta nuestro cuerpo a nivel físico, sino que también tiene un impacto significativo en nuestro estado mental y emocional. Una dieta equilibrada y consciente es esencial para mantener un estilo de vida saludable y prevenir enfermedades a largo plazo.

El poder de una dieta equilibrada

Una dieta equilibrada consiste en consumir una variedad de alimentos que proporcionen todos los nutrientes esenciales que nuestro cuerpo necesita para funcionar de manera óptima. Estos incluyen carbohidratos, proteínas, grasas saludables, vitaminas, minerales y agua. La clave está en encontrar el equilibrio adecuado entre estos grupos de alimentos y evitar el exceso de productos procesados, azúcares refinados y grasas saturadas.

Carbohidratos complejos: Los carbohidratos son la principal fuente de energía para el cuerpo. Opta por carbohidratos complejos como granos enteros (arroz integral, avena, quinoa), legumbres, y verduras ricas en fibra. Estos alimentos liberan energía de manera lenta y constante, lo que ayuda a mantener los niveles de glucosa en sangre estables y evita los picos de azúcar que pueden causar fatiga y cambios de humor.

Proteínas de alta calidad: Las proteínas son esenciales para la reparación y construcción de tejidos, así como para la producción de enzimas y hormonas. Las fuentes saludables de proteína incluyen carnes magras, pescado, huevos, legumbres, nueces y productos lácteos bajos en grasa. Las proteínas vegetales, como las que se encuentran en las legumbres y los frutos secos, también son excelentes opciones, especialmente para quienes siguen una dieta vegetariana o vegana.

Grasas saludables: No todas las grasas son perjudiciales. Las grasas saludables, como las que se encuentran en el aceite de oliva, los aguacates, las nueces y los pescados grasos como el salmón, son esenciales para la salud del cerebro, la producción de hormonas y la absorción de vitaminas liposolubles (A, D, E y K). Estas grasas también tienen propiedades antiinflamatorias y pueden ayudar a reducir el riesgo de enfermedades cardíacas.

La influencia de la alimentación en la salud mental

La relación entre la alimentación y la salud mental es cada vez más evidente. Los alimentos ricos en nutrientes pueden mejorar el estado de ánimo, aumentar la energía y reducir el riesgo de trastornos mentales como la depresión y la ansiedad.

Alimentos para el cerebro: Los ácidos grasos omega-3, que se encuentran en pescados grasos como el salmón y las semillas de chía, son cruciales para la salud del cerebro. Estos ácidos grasos ayudan a mantener la estructura de las células cerebrales y son esenciales para la función cognitiva y la memoria. Asimismo, alimentos ricos en antioxidantes, como las bayas, los frutos secos y las verduras de hoja verde, protegen al cerebro del daño oxidativo y pueden mejorar la función mental.

Estabilidad emocional y glucosa: Mantener niveles estables de glucosa en sangre es crucial para la estabilidad emocional. Los picos y caídas de azúcar en sangre pueden causar irritabilidad, ansiedad y fatiga. Por ello, es importante consumir comidas y meriendas equilibradas que incluyan una combinación de carbohidratos complejos, proteínas y grasas saludables.

Alimentación consciente

Adoptar una alimentación consciente significa prestar atención a lo que comes y cómo lo comes. Se trata de elegir alimentos frescos y nutritivos, comer despacio y disfrutar de cada bocado, y escuchar a tu cuerpo para saber cuándo tienes hambre y cuándo estás satisfecho. Esta práctica no solo mejora la digestión, sino que también puede ayudarte a desarrollar una relación más saludable con la comida, evitando el consumo excesivo o emocional.

La nutrición es una herramienta poderosa para mejorar nuestra salud física, mental y emocional. Al adoptar una dieta equilibrada y consciente, podemos aumentar nuestra energía, mejorar nuestro estado de ánimo y reducir el riesgo de enfermedades crónicas. La clave está en hacer elecciones informadas y equilibradas, priorizando alimentos frescos y naturales que nutren nuestro cuerpo y mente. Con cada comida, tienes la oportunidad de alimentar tu bienestar y vivir una vida más saludable y plena.

Una buena digestión empieza en la boca

La masticación es el primer paso crucial en el proceso de la digestión y desempeña un papel fundamental en nuestra salud general. Este proceso comienza en la boca, donde los dientes y las enzimas presentes en la saliva descomponen los alimentos en partículas más pequeñas, facilitando su posterior digestión en el estómago y los intestinos.

Una masticación correcta implica descomponer los alimentos hasta obtener una consistencia suave antes de tragarlos. Este acto mecánico no solo facilita el trabajo del estómago al reducir el tamaño de los fragmentos de comida, sino que también permite que las enzimas salivales, como la amilasa, comienzan a descomponer los carbohidratos desde la boca, iniciando así la digestión de manera efectiva.

La importancia de masticar bien radica en varios aspectos clave:

1. Mejor digestión: Una masticación adecuada reduce el tamaño de los alimentos y los mezcla con saliva, lo que facilita su paso por el tracto digestivo y permite que los nutrientes se absorban de manera más eficiente. Cuando los alimentos están bien masticados, el estómago y los intestinos pueden descomponerlos más fácilmente, lo que reduce el riesgo de indigestión, gases y otros problemas digestivos.

2. Control del apetito: Masticar lentamente permite que el cuerpo registra mejor la sensación de saciedad, lo que ayuda a evitar comer en exceso. Al tomar el tiempo necesario para masticar, es más probable que te sientas satisfecho con menos comida, lo que puede ser beneficioso para el control del peso.

3. Mejor absorción de nutrientes: Cuando los alimentos están bien masticados, el cuerpo puede extraer y absorber los nutrientes de manera más eficiente. Esto significa que tu cuerpo obtiene más vitaminas, minerales y otros compuestos esenciales de lo que comes.

En resumen, la masticación adecuada es un hábito simple pero poderoso que mejora la digestión, ayuda a controlar el peso y optimiza la absorción de nutrientes, contribuyendo significativamente a la salud y el bienestar general.

¿Qué es un Detox y para qué sirve?

Un detox, o desintoxicación, es un proceso destinado a ayudar al cuerpo a eliminar toxinas acumuladas, que son sustancias no deseadas o dañinas que pueden provenir de varias fuentes. Estas toxinas incluyen contaminantes ambientales, productos químicos en alimentos procesados, productos de higiéne corporal, desodorantes, residuos metabólicos y otras sustancias que el cuerpo no necesita o que pueden ser perjudiciales si se acumulan en grandes cantidades. Aunque el cuerpo tiene mecanismos naturales para deshacerse de estas toxinas a través del hígado, los riñones, la piel y los pulmones, el concepto de un detox sugiere que, debido a una sobrecarga de toxinas, estos sistemas podrían necesitar un apoyo adicional.

El propósito de un detox es, por tanto, doble: por un lado, se busca reducir la cantidad de toxinas que ingresan al cuerpo, y por otro, se promueve la eliminación más eficiente de aquellas ya presentes. Esto se logra a través de diferentes métodos, que pueden incluir cambios en la dieta, ayunos, el uso de suplementos y la incorporación de prácticas que promueven la sudoración o la diuresis.

Beneficios asociados con un Detox

Los beneficios atribuidos a los programas de detox son diversos y atractivos, aunque es importante analizarlos con un enfoque crítico y basado en la evidencia.

1. Mejora la digestión : Uno de los beneficios más comúnmente citados es la mejora de la función digestiva. La reducción en la ingesta de alimentos procesados y ricos en toxinas, así como el aumento en el consumo de fibra, agua y alimentos ricos en antioxidantes, pueden facilitar el tránsito intestinal, mejorar la salud del microbioma intestinal y aliviar problemas como el estreñimiento y la hinchazón.

Restablecimiento de la flora intestinal. Algunos programas de detox incluyen probióticos o alimentos fermentados que pueden ayudar a restablecer un equilibrio saludable de bacterias en el intestino. Además, al reducir la carga sobre el hígado y los riñones, se puede optimizar la digestión y absorción de nutrientes, lo que lleva a una mayor eficiencia en el metabolismo.

2. Aumento de la energía : Durante un detox, muchas personas reportan un aumento en los niveles de energía. Esto puede deberse a la eliminación de sustancias que generan inflamación o que interfieren con el funcionamiento óptimo de las células. Al reducir el consumo de azúcar, cafeína y alimentos procesados, que a menudo causan picos y caídas en los niveles de energía, se puede experimentar una energía más estable y sostenida a lo largo del día.

3. Piel más clara y saludable : La piel es el órgano más grande del cuerpo y también juega un papel crucial en la eliminación de toxinas. Un detox que incluye una dieta rica en antioxidantes y agua puede ayudar a mejorar la claridad de la piel, reducir el acné y otros problemas cutáneos. Los antioxidantes ayudan a combatir el daño causado por los radicales libres, que son responsables del envejecimiento prematuro y de otros problemas de la piel.

4. Pérdida de peso : Aunque la pérdida de peso no es el objetivo principal de un detox, a menudo es un efecto secundario deseado. Esto

puede ocurrir debido a la eliminación de alimentos procesados, el aumento de la ingesta de alimentos integrales y la reducción en la retención de líquidos. Sin embargo, es importante notar que gran parte de la pérdida de peso durante un detox puede ser temporal, ya que se debe principalmente a la reducción de la ingesta calórica y la pérdida de agua.

5. Fortalecimiento del sistema inmunológico: El fortalecimiento del sistema inmunológico es un beneficio clave de los programas de detox. Al liberar al cuerpo de toxinas, el sistema inmunológico puede funcionar de manera más eficiente, lo que mejora su capacidad para responder a infecciones y enfermedades. Cuando el cuerpo está libre de sustancias nocivas, el sistema inmune no está sobrecargado y puede concentrarse mejor en proteger al organismo contra patógenos.

Durante un detox, el consumo de una dieta rica en vitaminas y minerales esenciales, como la vitamina C, el zinc y los antioxidantes, puede fortalecer aún más el sistema inmunológico. Estos nutrientes apoyan la función de las células inmunitarias, ayudando al cuerpo a combatir infecciones de manera más efectiva. Además, al reducir la inflamación y mejorar la salud intestinal, el detox puede promover un entorno interno más saludable, lo que resulta en un sistema inmunológico más robusto y resiliente frente a las amenazas externas.

6. La mejora del bienestar mental y emocional es uno de los beneficios clave asociados con los programas de detox. Estos programas no solo se enfocan en la limpieza física del cuerpo, sino también en el equilibrio mental y emocional. Muchas veces, los programas de detox incluyen prácticas de relajación como la meditación, el yoga o la respiración profunda. Estas actividades están diseñadas para reducir el estrés, que es un factor importante en la acumulación de toxinas, ya que el estrés crónico puede afectar negativamente la función del sistema inmunológico y el metabolismo.

La reducción del estrés a través de estas prácticas puede llevar a una sensación general de calma y bienestar, lo que mejora significativamente la salud emocional. Además, al eliminar toxinas y consumir una dieta rica en nutrientes y baja en alimentos procesados, muchas personas experimentan una mayor claridad mental y concentración. Esto puede deberse a la disminución de la inflamación cerebral y al mejor funcionamiento del sistema nervioso.

En conjunto, estos cambios pueden contribuir a un estado mental más equilibrado, una mayor capacidad para manejar el estrés diario y una percepción más positiva del entorno y las situaciones de la vida, mejorando así la calidad de vida en general.

El impacto del detox en los órganos y el cerebro

El detox tiene un impacto directo en varios órganos clave, especialmente en aquellos responsables de la eliminación de toxinas. El hígado, por ejemplo, es el órgano principal de desintoxicación. Su función es filtrar la sangre, procesar sustancias químicas y toxinas, y convertirlas en compuestos que puedan ser excretados por el cuerpo. Durante un detox, se busca "aliviar" al hígado al reducir la ingesta de sustancias que lo sobrecargan, como el alcohol, los alimentos procesados y las grasas saturadas. Esto puede ayudar a mejorar la función hepática y, por ende, la capacidad del cuerpo para desintoxicarse de manera más eficiente.

Los riñones, por otro lado, son responsables de filtrar la sangre y eliminar los desechos a través de la orina. Un detox que incluya una mayor ingesta de agua puede ayudar a los riñones a funcionar de manera más efectiva, promoviendo la eliminación de toxinas solubles en agua.

El cerebro también puede beneficiarse de un detox. Algunas toxinas y sustancias químicas pueden atravesar la barrera hematoencefálica y causar inflamación en el cerebro, lo que puede afectar la función cognitiva, el estado de ánimo y la concentración. Al reducir la ingesta de estas toxinas y aumentar el consumo de nutrientes que promueven la salud cerebral, como los ácidos grasos omega-3 y los antioxidantes, se puede mejorar la claridad mental, la memoria y la capacidad de concentración.

Algunos estudios han mostrado que ciertos componentes de los programas de detox, como el aumento en la ingesta de antioxidantes y la hidratación adecuada, tienen efectos positivos en la salud general.

El detox es un enfoque que ha ganado popularidad en los últimos años, y aunque puede ofrecer algunos beneficios a corto plazo, es crucial abordarlo con precaución y una comprensión clara de lo que realmente puede ofrecer. El cuerpo humano está diseñado para desintoxicarse de manera natural, y los órganos responsables de este proceso funcionan de manera constante para eliminar las toxinas de nuestro sistema. Si bien un detox puede ayudar a reducir la carga sobre estos órganos y promover la eliminación de toxinas, la clave para una salud a largo plazo es mantener un estilo de vida saludable que incluya una dieta equilibrada, ejercicio regular, una hidratación adecuada y una buena higiene del sueño.

La dieta alcalina

La dieta alcalina es un enfoque nutricional que se basa en la premisa de que los alimentos que consumimos pueden afectar el equilibrio ácido-base del cuerpo, lo que a su vez impacta nuestra salud general. Esta dieta propone que una alimentación rica en alimentos alcalinos puede ayudar a mantener el pH del cuerpo en un rango óptimo y prevenir diversas enfermedades.

¿Qué es la alcalinidad?

La alcalinidad se refiere a la capacidad de una sustancia para neutralizar ácidos. En el contexto de la dieta, los alimentos se clasifican en dos categorías principales: ácidos y alcalinos. Los alimentos alcalinos son aquellos que, una vez metabolizados, producen una reacción que ayuda a aumentar el pH de la sangre y otros fluidos corporales, haciéndolos menos ácidos. La dieta alcalina se basa en la idea de que mantener un equilibrio adecuado entre alimentos ácidos y alcalinos puede promover una mejor salud y prevenir enfermedades.

El pH del cuerpo

El pH es una medida de la acidez o alcalinidad de una solución, y se mide en una escala de 0 a 14, donde 7 es neutro. El pH de la sangre humana oscila naturalmente entre 7.35 y 7.45, lo que es ligeramente alcalino. El cuerpo regula el pH de la sangre de manera muy estricta, utilizando sistemas de buffer en los riñones y los pulmones para mantener este equilibrio. Sin embargo, la teoría detrás de la dieta alcalina sugiere que los alimentos que consumimos pueden influir en el pH de la orina y, por ende, en el equilibrio ácido-base general del cuerpo.

Beneficios de la dieta alcalina

1. Reducción de la inflamación: Se cree que una dieta rica en alimentos alcalinos puede ayudar a reducir la inflamación en el cuerpo. Los alimentos ácidos, como los procesados y azucarados, pueden contribuir a la inflamación crónica, que está asociada con diversas enfermedades, como la artritis y enfermedades cardíacas. Al consumir más alimentos alcalinos, se puede mitigar este efecto y promover un estado de salud más equilibrado.

2. Mejora de la salud ósea: La dieta alcalina también está relacionada con la salud ósea. Los alimentos ácidos pueden aumentar la excreción de calcio a través de la orina, lo que puede afectar negativamente la densidad ósea. Al aumentar la ingesta de alimentos

alcalinos, se puede ayudar a reducir esta pérdida de calcio y fortalecer los huesos.

3. Aumento de la energía y vitalidad: Los seguidores de la dieta alcalina a menudo informan un aumento en sus niveles de energía y vitalidad. Esto podría estar relacionado con la reducción de la carga ácida en el cuerpo y la promoción de una mejor absorción de nutrientes esenciales.

4. Mejora de la digestión: Los alimentos alcalinos suelen ser ricos en fibra y nutrientes, lo que puede mejorar la digestión y promover la regularidad intestinal. Esto, a su vez, puede ayudar a reducir problemas digestivos como el estreñimiento y la acidez estomacal.

Alimentos alcalinos

La dieta alcalina promueve el consumo de alimentos que tienen un efecto alcalinizante en el cuerpo. Estos alimentos incluyen:

- Frutas: Las frutas como los aguacates, las manzanas, los plátanos, las cerezas, las fresas y los limones (aunque ácidos en su estado natural, tienen un efecto alcalinizante una vez metabolizados) son excelentes opciones.

- Verduras: Las verduras de hoja verde como la espinaca, la col rizada, el brócoli y la acelga son muy alcalinizantes. Otros vegetales como el pepino, el apio y los pimientos también son recomendables.

- Tubérculos: Las batatas y las zanahorias son buenas opciones dentro de una dieta alcalina.

- Legumbres y Frutos Secos: Las almendras y las semillas de chía, junto con algunas legumbres como los garbanzos, también tienen efectos alcalinizantes.

- Hierbas y especias: El jengibre, la cúrcuma y el cilantro son conocidos por sus propiedades alcalinizantes y antiinflamatorias.

Incorporar alimentos frescos y naturales, como frutas y verduras, en tu dieta es siempre una recomendación saludable y beneficiosa para el bienestar general.

ENCUENTRA TU PAZ INTERIOR

Adoptar una dieta alcalina puede ser una forma efectiva de promover una alimentación equilibrada y saludable, contribuyendo a una mejor calidad de vida. No obstante, siempre es recomendable consultar con un profesional de la salud antes de hacer cambios significativos en tu dieta, especialmente si tienes condiciones de salud preexistentes.

11. La conexión con la naturaleza

La conexión con la naturaleza: un refugio de paz y bienestar.

En la era moderna, donde la tecnología y el ritmo acelerado de la vida a menudo dominan nuestras rutinas, reconectar con la naturaleza se ha vuelto esencial para nuestro bienestar. Pasar tiempo al aire libre no solo nos ofrece un respiro del estrés cotidiano, sino que también brinda beneficios profundos para nuestra salud mental y emocional.

Reducción del estrés

Uno de los beneficios más significativos de pasar tiempo en la naturaleza es la reducción del estrés. La exposición a entornos naturales disminuye los niveles de cortisol, la hormona del estrés, promoviendo una sensación de calma y relajación. Este alivio del estrés no solo ayuda a mejorar nuestra salud mental, sino que también puede tener efectos positivos en la calidad del sueño, reduciendo la ansiedad y mejorando el descanso.

Mejora del estado de ánimo

La luz natural juega un papel crucial en la regulación de nuestro estado de ánimo. Al estar al aire libre, la exposición a la luz del sol incrementa la producción de serotonina, un neurotransmisor que mejora el estado de ánimo y nos hace sentir más felices. Este aumento en los niveles de serotonina puede contribuir a una reducción de los síntomas de depresión, proporcionando un impulso natural a nuestra felicidad y bienestar general.

Estimulación del ejercicio físico

La naturaleza también fomenta un estilo de vida activo. Actividades al aire libre, como caminar, correr o nadar en entornos naturales, no solo proporcionan ejercicio físico, sino que también mejoran la salud cardiovascular, la fuerza y la resistencia. Estos beneficios físicos son fundamentales para mantener un estilo de vida saludable y equilibrado.

Fortalecimiento del sistema inmunológico

Estar en la naturaleza expone nuestro cuerpo a fitoncidas, compuestos naturales emitidos por las plantas que pueden fortalecer nuestro sistema inmunológico. Este contacto con la naturaleza aumenta nuestra resistencia a enfermedades e infecciones, proporcionando una capa adicional de protección contra diversas afecciones.

En resumen, reconectar con la naturaleza ofrece una variedad de beneficios que impactan positivamente nuestra salud mental y física. Al incorporar tiempo al aire libre en nuestra rutina diaria, podemos reducir el estrés, mejorar nuestro estado de ánimo, fomentar un estilo de vida activo y fortalecer nuestro sistema inmunológico, promoviendo así una vida más equilibrada y saludable.

Actividades para conectar con la naturaleza

<u>Beneficios de caminar descalzo: conexión a la Tierra y salud integral</u>

Caminar descalzo sobre la hierba o la arena es más que una experiencia sensorial agradable; es una práctica con profundos beneficios para la salud física y mental. Este acto de conexión con la tierra, conocido como "earthing" o "conexión a tierra", se basa en la idea de que nuestro cuerpo, cargado de electricidad estática y energía positiva, puede equilibrarse al interactuar directamente con la energía de la Tierra. La investigación y los estudios sugieren que esta práctica puede tener efectos notables en nuestra salud y bienestar.

Conexión a la Tierra y salud física

1. Mejora del Sueño

La conexión a tierra ayuda a regular el ritmo circadiano y reduce los niveles de cortisol, la hormona del estrés, lo cual puede mejorar la calidad del sueño. Un estudio publicado en 2004 por el Dr. Gali y su equipo demostró que caminar descalzo puede cambiar la actividad eléctrica en el cerebro, promoviendo una mayor relajación y bienestar general. Esta regulación del cortisol no solo facilita un sueño más reparador sino que también contribuye a una mejor recuperación física y mental.

2. Reducción del estrés

El contacto directo con la tierra permite que nuestro cuerpo descargue el exceso de energía positiva acumulada debido a la exposición a campos electromagnéticos y dispositivos electrónicos. La Tierra, con su carga negativa natural, actúa como un amortiguador, neutralizando esta energía y reduciendo la ansiedad. Este fenómeno contribuye a una mayor estabilidad emocional y una mejor regulación del sistema nervioso, haciendo que te sientas más tranquilo y centrado.

3. Alivio del dolor corporal

Caminar descalzo puede aliviar el dolor muscular y articular. Los estudios sugieren que la práctica puede ayudar a mejorar la alineación del cuerpo y la forma de caminar, reduciendo el dolor en áreas como la espalda, las caderas y las rodillas. Además, caminar sin calzado permite que los músculos del pie y las piernas trabajen de manera más natural, fortaleciendo estas áreas y disminuyendo el dolor asociado con la mala alineación y el uso prolongado de calzado inadecuado.

4. Mejora de la circulación sanguínea

La estimulación de los músculos del pie durante la caminata descalza favorece la circulación sanguínea, ayudando al retorno venoso y mejorando la circulación general. Esto puede tener un impacto positivo en la prevención de enfermedades cardiovasculares al reducir la viscosidad de la sangre, un factor de riesgo conocido para las enfermedades cardíacas.

5. Beneficios adicionales

Caminar descalzo también actúa como un masaje natural para los pies, estimulando las terminaciones nerviosas y promoviendo el flujo de energía por todo el cuerpo. Esta práctica puede ayudar a tonificar y fortalecer los músculos de los pies y las piernas, reduciendo la debilidad asociada con el uso excesivo de calzado. Además, al aumentar los niveles de energía y reducir la inflamación, la conexión a tierra puede tener efectos positivos en la desintoxicación del hígado y en la regulación de la glucosa en sangre.

Conexión emocional y espiritual

Caminar descalzo no solo tiene beneficios físicos, sino que también impacta positivamente en la salud mental y emocional. Al estar en contacto con la tierra, experimentas una sensación de tranquilidad y relajación profunda. Esta conexión ayuda a combatir el estrés y la ansiedad, mejorando el estado general de ánimo. La práctica regular de caminar descalzo puede promover una mayor estabilidad emocional, ayudar a superar la depresión y aumentar el bienestar general.

Además, pasar tiempo en la naturaleza y en contacto directo con la Tierra puede ofrecer un espacio para la reflexión personal y el crecimiento espiritual. Esta práctica te invita a reconectar con el mundo natural y a encontrar un equilibrio en medio del caos de la vida cotidiana.

En resumen, caminar descalzo es una práctica simple pero poderosa que ofrece una variedad de beneficios para la salud física, mental y emocional. Desde la mejora del sueño y la reducción del estrés hasta el alivio del dolor y la mejora de la circulación, esta práctica te conecta con la tierra y con tu propio bienestar. Integrar caminatas descalzas en tu rutina diaria puede proporcionar un respiro vital en un mundo lleno de tensiones y desequilibrios, ayudándote a alcanzar un estado de salud óptimo y una mayor calidad de vida.

Conexión con la naturaleza y salud mental

La conexión con la naturaleza, ya sea a través de la jardinería, los baños de bosque, la observación de la naturaleza o simplemente pasando tiempo al aire libre, ofrece una serie de beneficios significativos para la salud mental y emocional. Estos beneficios pueden ser tan revitalizantes como las vitaminas y minerales para la salud física, y se han popularizado bajo el concepto de la "Vitamina N" (Naturaleza).

Jardinería- un refugio terapéutico

Cuidar plantas y flores en tu jardín o en macetas no solo embellece tu entorno, sino que también ofrece una serie de beneficios terapéuticos. La jardinería puede reducir el estrés y mejorar la salud mental al proporcionar una actividad física moderada y una sensación de logro. Interactuar con la tierra y observar el crecimiento de las plantas fomenta un sentido de conexión con la naturaleza y el ciclo de la vida. Este tipo de actividad promueve la liberación de endorfinas, las hormonas responsables de la sensación de bienestar, y puede ser una forma efectiva de aliviar la ansiedad y la depresión.

Además, la jardinería ofrece una forma de mindfulness o atención plena. Al centrarte en las tareas del jardín, cómo plantar, regar y podar, te desconectas de las preocupaciones diarias y te sumerges en el momento presente, lo cual es beneficioso para la salud mental.

Baños de bosque (Shinrin-Yoku): La terapia del bosque

El concepto japonés de Shinrin-Yoku, o baños de bosque, destaca la importancia de pasar tiempo en un entorno natural para mejorar la salud mental y física. Esta práctica implica sumergirse en un bosque, respirando profundamente y absorbiendo la atmósfera del entorno natural. Los estudios han demostrado que el tiempo en la naturaleza puede reducir los niveles de cortisol, disminuir la presión arterial y mejorar el sistema inmunológico.

Incluso si no puedes caminar descalzo o tocar el suelo directamente, el simple acto de estar cerca de los árboles y el ambiente forestal puede proporcionar beneficios notables. Los árboles, al estar en contacto con la tierra, ayudan a estabilizar el entorno natural y a crear una atmósfera de calma. Tocar un árbol, aunque estés usando zapatos, te conecta indirectamente con esta energía tranquilizante.

En Japón, la terapia de bosque se utiliza para tratar a personas con diversas afecciones de salud mental, y se ha observado una mejora significativa en su bienestar. Esta técnica ayuda a restaurar el equilibrio emocional y mental, ofreciendo un escape del estrés urbano y una oportunidad para reconectar con el ritmo natural del mundo.

Observación de la naturaleza: cultivar la calma y la concentración.

Observar aves, insectos y otros animales en su hábitat natural es una forma efectiva de promover la calma y aumentar la concentración. La observación de la naturaleza fomenta una apreciación más profunda por la biodiversidad y la belleza del entorno natural. Al dedicar tiempo a observar y estudiar la vida silvestre, te sumerges en un estado de tranquilidad y reflexión.

Este tipo de actividad también puede mejorar la capacidad de atención y la claridad mental. Al enfocarte en los detalles de la naturaleza, como los movimientos de los animales o el crecimiento de las plantas, ejercitar la capacidad de concentración y reducir el ruido mental asociado con el estrés cotidiano.

La "Vitamina N": beneficios para la salud mental

1. Atención plena y relajación: La naturaleza fomenta la atención plena, ayudándote a desconectarte del ajetreo diario y a enfocarte en el momento presente. Pasar tiempo al aire libre puede reducir la ansiedad, mejorar el estado de ánimo y proporcionar una sensación general de bienestar.

2. Creatividad y resolución de problemas: Estar en contacto con la naturaleza estimula la creatividad y la capacidad de resolver problemas. El entorno natural ofrece un respiro del bullicio urbano y las distracciones, permitiendo que la mente se libere y fluya libremente. Esto puede llevar a una mejora en el rendimiento laboral y académico al proporcionar un espacio para nuevas ideas y soluciones innovadoras.

3. Desarrollo personal y espiritual: La naturaleza ofrece un espacio para la reflexión y el crecimiento personal. Al pasar tiempo en un entorno natural, puedes encontrar un sentido de propósito y significado, así como una mayor conexión con tu ser interior. Esta introspección contribuye a una mayor salud emocional y espiritual.

En resumen, integrar la naturaleza en tu vida cotidiana, ya sea a través de la jardinería, los baños de bosque, la observación de la naturaleza o simplemente estando al aire libre, puede proporcionar una serie de beneficios significativos para la salud mental. La Vitamina N es una forma poderosa de nutrir tu bienestar emocional y promover una vida equilibrada y plena.

Vitamina D - hormona D

La vitamina D: beneficios, deficiencias y su importancia en la salud.

La vitamina D es un nutriente esencial que juega un papel fundamental en el mantenimiento de la salud general del cuerpo. A diferencia de otras vitaminas, la vitamina D actúa como una hormona en el cuerpo, regulando la absorción de calcio y fósforo, esenciales para la salud ósea y muscular. Además, la vitamina D tiene funciones importantes en el sistema inmunológico, cardiovascular y nervioso. Dado que el cuerpo humano puede producir vitamina D a través de la exposición a la luz solar, se la conoce comúnmente como la "vitamina del sol".

Fuentes de vitamina D

Existen dos formas principales de vitamina D: la vitamina D2 (ergocalciferol) y la vitamina D3 (colecalciferol). La vitamina D2 se encuentra en fuentes vegetales y hongos, mientras que la vitamina D3 se encuentra en fuentes animales y es la forma que el cuerpo produce cuando la piel se expone a la luz solar.

1. Luz solar. La principal fuente de vitamina D es la exposición al sol. Cuando la piel está expuesta a la radiación ultravioleta B (UVB) del sol, se inicia un proceso que produce vitamina D3 en el cuerpo.

2. Alimentos. Aunque la vitamina D se encuentra naturalmente en pocos alimentos, algunos ricos en esta vitamina incluyen el pescado graso (como salmón, atún y caballa), el hígado de res, el queso, las yemas de huevo y alimentos fortificados como leche, jugo de naranja y cereales.

3. Suplementos. En casos donde la exposición al sol es limitada o la ingesta dietética es insuficiente, los suplementos de vitamina D (D2 o D3) pueden ser necesarios para mantener niveles adecuados en el cuerpo.

Beneficios de la vitamina D

La vitamina D es crucial para varias funciones biológicas y tiene múltiples beneficios para la salud, entre los que destacan:

1. Salud ósea. La vitamina D es vital para la absorción de calcio en el intestino y la regulación de los niveles de calcio y fósforo en la sangre, lo que es esencial para el mantenimiento de huesos y dientes fuertes. La deficiencia de vitamina D puede llevar a enfermedades óseas como la osteoporosis en adultos y el raquitismo en niños.

2. Función inmunológica. La vitamina D modula la respuesta inmunitaria, reduciendo la susceptibilidad a infecciones. Estudios han demostrado que niveles adecuados de vitamina D pueden proteger contra enfermedades autoinmunes y reducir el riesgo de infecciones respiratorias, como la gripe y, potencialmente, el COVID-19.

3. Salud cardiovascular. Niveles adecuados de vitamina D están asociados con un menor riesgo de enfermedades cardiovasculares, como hipertensión, insuficiencia cardíaca y accidentes cerebrovasculares. La vitamina D mejora la función endotelial, reduce la inflamación y ayuda a mantener la elasticidad de los vasos sanguíneos.

4. Función muscular. La vitamina D es importante para la fuerza muscular y la función neuromuscular. Una deficiencia puede llevar a debilidad muscular y un mayor riesgo de caídas, especialmente en personas mayores.

5. Salud mental. La vitamina D también juega un papel en la salud cerebral. Niveles bajos de vitamina D se han asociado con un mayor riesgo de depresión, ansiedad y trastornos neurodegenerativos como la enfermedad de Alzheimer.

Deficiencia de vitamina D y sus consecuencias

La deficiencia de vitamina D es un problema de salud común en todo el mundo, que puede tener consecuencias graves para la salud. Las causas de la deficiencia incluyen la falta de exposición al sol, dietas pobres en vitamina D, trastornos que afectan la absorción de grasa (ya que la vitamina D es liposoluble), y ciertos medicamentos que alteran el metabolismo de la vitamina D.

Algunas de las principales enfermedades y condiciones asociadas con la deficiencia de vitamina D incluyen:

1. Raquitismo. Es una enfermedad infantil caracterizada por la mineralización inadecuada de los huesos en crecimiento, lo que lleva a deformidades óseas. El raquitismo es causado por una deficiencia severa de vitamina D.

2. Osteomalacia. Similar al raquitismo, pero en adultos, la osteomalacia es el ablandamiento de los huesos debido a una mineralización deficiente. Se manifiesta como dolor óseo y debilidad muscular.

3. Osteoporosis. Aunque no es causada directamente por la deficiencia de vitamina D, esta condición de pérdida ósea se agrava en su ausencia, aumentando el riesgo de fracturas.

4. Enfermedades autoinmunes. La deficiencia de vitamina D se ha relacionado con un mayor riesgo de desarrollar enfermedades autoinmunes como la esclerosis múltiple, la artritis reumatoide y la enfermedad inflamatoria intestinal.

5. Problemas cardiovasculares. Estudios sugieren que la deficiencia de vitamina D puede contribuir al desarrollo de hipertensión, enfermedad arterial coronaria e insuficiencia cardíaca.

La salud cardiovascular es uno de los determinantes de nuestra salud, de nuestra longevidad y es una de las causas de muertes más habituales o sea una de las principales causas de muerte hoy en día y mucha gente desconoce este dato que la vitamina D influye en la regulación de la tensión arterial por un mecanismo hormonal .

Que por cierto, llamamos vitamina D a la vitamina D , pero la vitamina D es una hormona, una hormona porque trabaja a distancia, cubre distintas áreas de nuestra salud y actúa uniéndose a receptores en el núcleo de la célula e incluso en el material genético.

Alguien hizo una buena gestión de marketing llamando a la vitamina D -vitamina, en lugar de hormona.

Se ha visto una relación entre niveles bajos de vitamina D en sangre y mayor incidencia de anginas de pecho, infartos agudos de miocardio, accidentes vasculares cerebrales o ictus, insuficiencia cardíaca, enfermedad arterial periférica, es decir obstrucciones en las arterias de la periferias sobre todo en las piernas.

6. Depresión y trastornos cognitivos. Niveles bajos de vitamina D se han asociado con un mayor riesgo de depresión, especialmente en personas mayores. También hay evidencia que sugiere que la deficiencia puede estar relacionada con un mayor riesgo de desarrollar demencia y Alzheimer.

Se ha relacionado la carencia de vitamina D como uno de los factores que influyen en el desarrollo de la demencia, del Alzheimer y esto se debe a las funciones que la vitamina D tiene en cuanto a la formación de neurotransmisores , a efectos antiinflamatorios y también efectos neuroprotectores y ya que interviene en procesos de eliminación de placas de amiloide que están relacionadas con el desarrollo de la enfermedad de Alzheimer

7. Se ha visto una relación de los niveles adecuados de vitamina D en sangre y una disminución de cáncer de colon, cáncer de mama, cáncer de ovario, cáncer de próstata y esto se ha relacionado con que la vitamina D interviene en los procesos de regulación de las células.

Se produce un mecanismo que se llama apoptosis que significa la muerte de las células, de forma que se eliminan las células que son anómalas y que podrían transformarse en cancerosas esto es favorecido por la vitamina D.

También inhibe la formación de nuevos vasos sanguíneos ya que esto es un mecanismo fundamental por el que se propagan los tumores

.

Recomendaciones para mantener niveles adecuados de vitamina D

Para mantener niveles adecuados de vitamina D y aprovechar sus beneficios para la salud, se recomienda lo siguiente:

1. Exposición al sol. Pasar tiempo al aire libre, especialmente durante las horas de mayor incidencia de rayos UVA, puede ayudar a aumentar la producción de vitamina D en la piel.

2. Dieta rica en vitamina D. Incluir alimentos ricos en vitamina D en la dieta diaria, como pescados grasos, productos lácteos fortificados y huevos, puede ayudar a mantener niveles adecuados de esta vitamina.

3. Suplementos de vitamina D. En personas con riesgo de deficiencia, como aquellos con poca exposición al sol, personas mayores, o individuos con problemas de absorción de nutrientes, los suplementos de vitamina D pueden ser necesarios. Es recomendable consultar a un médico para determinar la dosis adecuada.

4. Pruebas de niveles de vitamina D. Realizarse análisis de sangre para medir los niveles de vitamina D puede ser útil, especialmente en personas en riesgo de deficiencia. Esto permite un manejo adecuado de la suplementación si es necesario.

La vitamina D es un nutriente esencial con amplios beneficios para la salud, desde la protección ósea hasta el fortalecimiento del sistema inmunológico y la promoción de la salud mental. La deficiencia de vitamina D es común y puede llevar a una serie de problemas de salud graves, por lo que es fundamental asegurarse de obtener suficiente vitamina D a través de la exposición al sol, la dieta y, si es necesario, los suplementos. Mantener niveles adecuados de vitamina D no solo protege contra diversas enfermedades, sino que también contribuye a una vida más saludable y equilibrada.

La conexión con la naturaleza es esencial para el bienestar integral. Incorporar actividades al aire libre en tu rutina diaria puede proporcionar una fuente constante de paz, rejuvenecimiento y salud mental. Al hacer de la naturaleza una parte fundamental de tu vida, estarás nutriendo tanto tu cuerpo como tu espíritu, obteniendo los numerosos beneficios de la "vitamina N".

12. Aceites Esenciales

Herramientas naturales para la paz, el bienestar y la curación

Los aceites esenciales han sido utilizados durante miles de años en diversas culturas por sus propiedades terapéuticas. Hoy en día, la aromaterapia, una rama de la medicina natural que utiliza estos aceites, es ampliamente reconocida por sus beneficios para la salud física, mental y emocional. Estos aceites, extraídos de plantas, flores, árboles y hierbas, contienen compuestos activos que pueden influir positivamente en el estado de ánimo, promover el bienestar interior, ayudar en la curación de enfermedades y elevar el estado de ánimo.

1. Aromaterapia y el bienestar

La aromaterapia se basa en la idea de que los aromas pueden afectar el cuerpo y la mente de manera poderosa. Cuando inhalamos aceites esenciales, las moléculas de aroma viajan a través de la nariz hasta el cerebro, donde interactúan con el sistema límbico, la parte del cerebro que controla las emociones, la memoria y el comportamiento. Este proceso puede influir en nuestro estado de ánimo, reducir el estrés y promover un sentido general de bienestar.

2. Aceites esenciales clave para el bienestar y la curación

Aceite esencial de lavanda

El aceite esencial de lavanda es uno de los más populares y versátiles en la aromaterapia. Es conocido por sus propiedades calmantes y relajantes, lo que lo convierte en un remedio natural excelente para reducir el estrés y la ansiedad. Además, la lavanda tiene propiedades antisépticas y antiinflamatorias, lo que la hace útil en la curación de heridas menores y quemaduras. También se utiliza para mejorar la calidad del sueño, ya que promueve un ambiente tranquilo y sereno que facilita el descanso.

Beneficios del aceite esencial de lavanda:
- Reducción del estrés y la ansiedad.
- Mejora del sueño.
- Alivio de dolores de cabeza y migrañas.
- Curación de heridas menores.
- Mejora del bienestar emocional.

Aceite esencial de eucalipto

El aceite esencial de eucalipto es conocido principalmente por sus propiedades descongestionantes y expectorantes. Es ampliamente utilizado para tratar problemas respiratorios como el resfriado, la gripe, la bronquitis y la sinusitis. Además de sus beneficios físicos, el eucalipto también tiene un efecto revitalizante en la mente, ayudando a despejar la confusión mental y a mejorar la concentración.

Beneficios del aceite esencial de eucalipto:
- Alivio de congestión nasal y problemas respiratorios.
- Mejora de la claridad mental y la concentración.
- Propiedades antibacterianas y antivirales.
- Reducción de dolores musculares y articulares.

Aceite esencial de incienso

El aceite esencial de incienso ha sido valorado durante siglos por sus propiedades espirituales y curativas. Se utiliza en la meditación y la oración debido a su capacidad para inducir un estado de paz y conexión espiritual. Además, el incienso tiene propiedades antiinflamatorias y puede ayudar en la curación de cicatrices, heridas y en la regeneración de la piel. Su aroma profundo y terroso también ayuda a aliviar la ansiedad y el estrés, promoviendo un sentido de bienestar interior.

Beneficios del aceite esencial de incienso:
- Promoción de la paz interior y la conexión espiritual.
- Reducción de la ansiedad y el estrés.
- Ayuda en la curación de la piel y cicatrices.
- Potenciación de la meditación y la oración.
- Propiedades antiinflamatorias y regenerativas.

3. Aceites esenciales para elevar el estado de ánimo y la energía

Además de los aceites mencionados, existen otros que son especialmente efectivos para elevar el estado de ánimo y aumentar la energía.

Aceite esencial de cítricos (naranja, limón, mandarina)

Los aceites esenciales de cítricos, como la naranja, el limón y la mandarina, son conocidos por su capacidad para elevar el ánimo y energizar. Estos aceites tienen aromas frescos y vibrantes que pueden combatir la fatiga mental, mejorar el enfoque y promover una sensación de alegría y bienestar. También son útiles para reducir los sentimientos de tristeza y depresión leve.

Beneficios de los aceites esenciales de cítricos:
- Elevación del ánimo y reducción de la tristeza.
- Aumento de la energía y la vitalidad.
- Mejora de la concentración y el enfoque.
- Propiedades antioxidantes y depurativas.

Aceite esencial de menta

El aceite esencial de menta es otro estimulante natural conocido por su capacidad para aumentar la energía y mejorar la claridad mental. Su aroma refrescante y mentolado puede despertar los sentidos, aliviar la fatiga y promover un enfoque mental agudo. También se utiliza para aliviar dolores de cabeza y migrañas, así como para refrescar el aliento y aliviar problemas digestivos.

Beneficios del aceite esencial de menta:

- Estimulación de la energía y mejora de la claridad mental.

- Alivio de dolores de cabeza y migrañas.

- Mejora de la digestión y alivio del malestar estomacal.

- Efecto refrescante y revitalizante.

Además de los aceites esenciales mencionados anteriormente, hay muchos otros que son conocidos por sus propiedades terapéuticas y beneficios para la salud física, emocional y mental. A continuación, te presento algunos aceites esenciales adicionales que podrías considerar:

1. Aceite esencial de ylang ylang

Propiedades: El aceite esencial de ylang ylang se extrae de las flores del árbol Cananga y es conocido por su dulce y exótico aroma. Es excelente para reducir el estrés, la ansiedad y la tensión nerviosa. También tiene propiedades afrodisíacas y es útil para equilibrar las emociones, promoviendo sentimientos de alegría y relajación.

Beneficios:

- Alivio del estrés y la ansiedad.

- Mejora el estado de ánimo y el equilibrio emocional.

- Potenciador de la salud de la piel y el cabello.

- Estimula la libido y mejora la salud sexual.

2. Aceite esencial de bergamota

Propiedades: La bergamota es un cítrico con un aroma refrescante y ligeramente dulce. Es conocido por sus propiedades antidepresivas, ya que ayuda a aliviar la depresión y la ansiedad, mientras que también promueve la relajación y el bienestar emocional.

Beneficios:

- Alivio del estrés, la ansiedad y la depresión.

- Mejora del estado de ánimo y aumento de la energía.

- Apoyo en la digestión y reducción de la inflamación.
- Desodorizante natural para el hogar.

3. Aceite esencial de árbol de Té (Tea Tree)

Propiedades: El aceite esencial de árbol de té es un potente antibacteriano, antifúngico y antiviral. Es ampliamente utilizado en el tratamiento de afecciones de la piel como el acné, infecciones fúngicas, cortes, y quemaduras.

Beneficios:
- Tratamiento efectivo para el acné y otras afecciones de la piel.
- Refuerzo del sistema inmunológico.
- Desinfectante natural para heridas y cortes.
- Alivio de infecciones respiratorias y congestión.

4. Aceite esencial de rosa

Propiedades: El aceite esencial de rosa es uno de los más valiosos y caros debido a su proceso de extracción intensivo. Es conocido por su capacidad para mejorar el estado de ánimo, reducir la ansiedad y promover una sensación de bienestar y paz interior.

Beneficios:
- Mejora del estado de ánimo y reducción de la depresión.
- Promoción de la salud de la piel, especialmente en pieles maduras.
- Estimula la sensación de amor propio y paz interior.
- Ayuda en la regulación de hormonas y alivia síntomas del síndrome premenstrual.

5. Aceite esencial de manzanilla

Propiedades: La manzanilla es conocida por sus efectos calmantes y sedantes. Es ideal para tratar el insomnio, la ansiedad y las afecciones de la piel. Existen dos tipos principales de manzanilla: la romana y la alemana, ambas con propiedades similares, aunque la alemana es particularmente útil para tratar la inflamación.

Beneficios:

- Alivio del insomnio y mejora de la calidad del sueño.

- Reducción de la ansiedad y el estrés.

- Tratamiento de afecciones de la piel como eczema y dermatitis.

- Alivio del dolor y la inflamación.

6. Aceite esencial de jengibre

Propiedades: El aceite esencial de jengibre tiene un aroma cálido y especiado. Es conocido por sus propiedades antiinflamatorias y digestivas, lo que lo hace útil para tratar problemas digestivos como náuseas, indigestión, y dolores articulares.

Beneficios:

- Alivio de náuseas y problemas digestivos.

- Reducción de la inflamación y alivio del dolor articular.

- Estimulante del sistema circulatorio.

- Mejora de la energía y vitalidad.

7. Aceite esencial de cedro (Cedarwood)

Propiedades: El aceite esencial de cedro tiene un aroma terroso y amaderado, conocido por sus efectos calmantes y estabilizadores. Es útil para promover la relajación, mejorar la concentración y ayudar con problemas respiratorios.

Beneficios:

- Mejora de la calidad del sueño y reducción del insomnio.

- Alivio del estrés y la ansiedad.

- Apoyo a la salud respiratoria.

- Estimulante del crecimiento del cabello.

8. Aceite esencial de menta piperita (Peppermint)

- Propiedades: La menta piperita es altamente refrescante y estimulante. Es conocida por su capacidad para aliviar dolores de cabeza, mejorar la concentración y tratar problemas digestivos como la hinchazón y el malestar estomacal.

Beneficios:
- Alivio de dolores de cabeza y migrañas.
- Mejora de la claridad mental y la concentración.
- Tratamiento de problemas digestivos.
- Reducción del dolor muscular y articular.

9. Aceite esencial de clavo (Clove)

- Propiedades: El aceite esencial de clavo tiene propiedades antisépticas, analgésicas y antiinflamatorias. Es particularmente útil en la medicina dental para aliviar el dolor de muelas, así como para tratar infecciones.

Beneficios:
- Alivio del dolor de muelas y tratamiento de infecciones bucales.
- Mejora de la salud inmunológica.
- Alivio de dolores musculares y articulares.
- Propiedades antifúngicas y antibacterianas.

10. Aceite esencial de sándalo

- Propiedades: El sándalo es conocido por su aroma cálido y dulce, que promueve la calma, la meditación y la conexión espiritual. Es un aceite excelente para reducir la ansiedad y el estrés, así como para mejorar la claridad mental.

Beneficios:

- Promoción de la meditación y la conexión espiritual.

- Reducción de la ansiedad y el estrés.

- Mejora la salud de la piel, especialmente para piel seca y envejecida.

- Estimulante del enfoque mental y la claridad.

Los aceites esenciales ofrecen una gran variedad de beneficios para la salud y el bienestar, desde la promoción de la relajación y el alivio del estrés hasta el tratamiento de problemas físicos y emocionales. La clave para obtener el máximo provecho de los aceites esenciales es conocer sus propiedades y utilizarlos de manera regular en tu rutina diaria. Al experimentar con diferentes aceites, descubrirás cuáles funcionan mejor para tus necesidades específicas, permitiéndote cultivar un mayor equilibrio y armonía en tu vida.

4. Métodos de aplicación de los aceites esenciales

Existen varias formas de utilizar aceites esenciales para aprovechar sus beneficios:

Inhalación

La inhalación es una de las formas más comunes de utilizar aceites esenciales. Puedes inhalar directamente del frasco, aplicar unas gotas en un pañuelo o utilizar un difusor para dispersar el aroma en el ambiente. Este método es ideal para mejorar el estado de ánimo, reducir el estrés y purificar el aire.

Aplicación tópica

Los aceites esenciales se pueden aplicar directamente sobre la piel, pero siempre deben diluirse con un aceite portador como el aceite de coco, almendra o jojoba para evitar irritaciones. La aplicación tópica es efectiva para tratar problemas específicos como dolores musculares, problemas de la piel o para disfrutar de un masaje relajante.

Baños Aromáticos

Añadir unas gotas de aceites esenciales a un baño caliente es una excelente manera de relajar el cuerpo y la mente. El vapor del agua ayuda a que los aceites penetren en la piel y se inhalen, proporcionando un efecto doblemente beneficioso.

Compresas

Las compresas (calientes o frías) son útiles para tratar dolores musculares, inflamaciones y problemas de la piel. Puedes añadir unas gotas de aceite esencial a una compresa de agua y aplicarla sobre la zona afectada.

Difusores

Los difusores son dispositivos que dispersan los aceites esenciales en el aire en forma de micropartículas. Este método es ideal para aromatizar ambientes y disfrutar de los beneficios terapéuticos de los aceites esenciales durante todo el día o la noche.

5. Integración de los aceites esenciales en la vida diaria

Para aprovechar al máximo los beneficios de los aceites esenciales, es importante integrarlos de manera regular en tu rutina diaria. Puedes comenzar el día utilizando aceites estimulantes como la menta o los cítricos para energizarte, y finalizarlo con aceites relajantes como la lavanda o el incienso para promover la calma y el descanso. Experimentar con diferentes aceites y métodos de aplicación te permitirá descubrir qué combinaciones funcionan mejor para ti.

Los aceites esenciales son herramientas poderosas para promover la paz, el bienestar interior, la curación y el aumento del estado de ánimo. A través de la aromaterapia y la aplicación tópica, estos aceites naturales pueden transformar tanto tu salud física como emocional. Ya sea que estés buscando reducir el estrés, mejorar tu energía, o apoyar la curación de tu cuerpo, los aceites esenciales ofrecen una forma segura y efectiva de hacerlo. Al integrarlos en tu vida diaria, puedes cultivar un estado de equilibrio y armonía que te ayudará a enfrentar los desafíos de la vida con mayor tranquilidad y alegría.

13. El poder de las palabras

El Poder de las palabras: magia y transformación

Desde tiempos inmemoriales, las palabras han sido reconocidas como portadoras de un poder especial. Las antiguas civilizaciones entendían que las palabras no solo comunican pensamientos, sino que también moldean realidades. Los egipcios, por ejemplo, creían que el universo mismo fue creado a través de la palabra hablada. Como dijo un sabio antiguo: *"Cuida tus pensamientos, se vuelven palabras; cuida tus palabras, se convierten en acciones"*.

Somos, en muchos sentidos, los arquitectos de nuestras vidas, y las palabras son nuestras herramientas más poderosas. Ellas influyen en nuestros pensamientos, creencias y emociones, afectando la energía que emitimos al mundo. Cuando hablamos con amor, gratitud y positividad, alineamos nuestra energía con las vibraciones más altas del universo. Por el contrario, las palabras de miedo, duda y negatividad nos sumergen en vibraciones más bajas. Estas vibraciones no solo afectan nuestra realidad personal, sino que también impactan el mundo que nos rodea, creando ondas en el universo como un guijarro lanzado a un estanque.

Imagina poder transformar tu realidad simplemente cambiando la forma en que hablas contigo mismo y con el mundo. Parece magia, ¿verdad? Y de cierta forma lo es. Las palabras, cuando se usan con intención, son verdaderos hechizos que moldean nuestro destino. Desde tiempos antiguos, culturas de todo el mundo han utilizado la magia verbal para atraer prosperidad, amor y salud. Aunque muchos creen que el destino está escrito en las estrellas, ¿y si pudieras reescribir el tuyo?

Las palabras tienen energía y la capacidad de manifestar nuestros deseos más profundos. No es necesario ser un mago o un gurú espiritual para aprovechar este poder. Con algunas prácticas simples y afirmaciones diarias, puedes comenzar a ver cambios palpables en tu vida. Las palabras no solo comunican, sino que llevan una energía que puede influir profundamente en nuestra vida.

Piénsalo: ¿recuerdas la última vez que alguien te dijo algo alentador? Esas palabras probablemente tuvieron un impacto positivo en tu día. Esto sucede porque las palabras tienen una manifestación de energía que puede cambiar nuestro ánimo, nuestra perspectiva y, en última instancia, nuestro destino. En diversas culturas alrededor del mundo, la magia verbal ha desempeñado un papel crucial, desde los antiguos encantamientos egipcios hasta los mantras del hinduismo. Estos pueblos antiguos comprendían que las palabras podían invocar dioses, ahuyentar malos espíritus o atraer buena suerte.

Las palabras también son fundamentales en la Ley de la Atracción. Aquello que verbalizamos con frecuencia tiene el poder de manifestarse en nuestra realidad. Si afirmamos cosas buenas sobre nosotros mismos y nuestras vidas, comenzamos a atraer esas realidades. Por otro lado, si somos negativos, eso también se manifiesta. Es como si cada palabra fuera una semilla plantada en el jardín de nuestra mente, lista para crecer y florecer según la energía que le dedicamos.

Para quienes desean explorar el poder de las palabras, una práctica simple es comenzar el día con afirmaciones positivas. Prueba decir en voz alta: "Soy capaz de conquistar mis sueños" o "Atraigo prosperidad y felicidad a mi vida". Con el tiempo, estas palabras comienzan a moldear tu realidad, tal como creían los antiguos magos y sabios. Este concepto de que nuestras palabras y pensamientos moldean nuestra realidad es fundamental en la Ley de la Atracción. Cada vez que hablamos o pensamos, emitimos una frecuencia vibracional al universo, y esa frecuencia atrae energías similares. Imagina que tu mente es un imán, y todo lo que verbalizas repetidamente, sea positivo o negativo, retorna a ti en forma de experiencias y oportunidades.

Cultivar un vocabulario positivo es esencial para manifestar una vida plena y satisfactoria. Uno de los métodos más eficaces es a través de las afirmaciones positivas. Al iniciar el día, mírate en el espejo y di en voz alta: "Soy digno de amor y éxito". Esta simple práctica puede transformar tu autoestima y atraer situaciones que reflejen esa creencia. La consistencia es crucial: cuanto más repitas estas afirmaciones, más profundamente se arraigan en tu subconsciente, cambiando tu vibración y, consecuentemente, tu realidad.

Afirmar diariamente "atraigo riqueza en todas las áreas de mi vida" puede, con el tiempo, abrir puertas a nuevas oportunidades e ideas que antes parecían inalcanzables. Así nos damos cuenta de que las palabras son herramientas poderosas de manifestación que, cuando se usan conscientemente, pueden transformar nuestra existencia de manera profunda.

En el ámbito místico, algunas palabras son consideradas especialmente poderosas debido a su capacidad de influenciar la energía a nuestro alrededor. Palabras como amor, luz y paz tienen una vibración alta y positiva, promoviendo armonía y bienestar. Estas palabras no son elegidas al azar; muchas veces tienen raíces en lenguas antiguas y tradiciones espirituales. En sánscrito, por ejemplo, el mantra "OM" es considerado el sonido primordial del universo, una manifestación de la propia creación.

Para incorporar palabras de poder en tu vida diaria, puedes comenzar creando una lista de palabras que resuenen contigo y usarlas en tus meditaciones o rituales personales. Por ejemplo, al meditar, repite la palabra paz en voz alta o mentalmente, permitiendo que la vibración de esa palabra permee todo tu ser. Esto puede ayudar a calmar la mente, equilibrar las emociones y atraer un estado de tranquilidad.

Incorporar palabras de poder en los rituales diarios puede transformar nuestra energía y nuestra percepción del mundo. Pequeños hábitos pueden tener grandes impactos cuando se realizan con intención y regularidad. Imagina comenzar el día con un simple ritual de gratitud, donde expresas en voz alta tres cosas por las cuales estás agradecido. Este acto no solo mejora el ánimo, sino que también atrae más motivos para agradecer, alineando tu vibración con la abundancia y la alegría.

Un ritual matinal efectivo puede incluir una serie de afirmaciones positivas. Al despertar, mírate en el espejo y declara con confianza: "Hoy será un día lleno de oportunidades". La repetición de estas afirmaciones diariamente fortalece la creencia en tu subconsciente, ayudando a moldear la realidad de acuerdo con tus deseos. Esta simple práctica puede ser la diferencia entre un día común y un día extraordinario, repleto de manifestaciones positivas.

Además de las mañanas, los rituales nocturnos también tienen un impacto poderoso. Antes de dormir, reserva unos minutos para reflexionar sobre el día y agradecer por las conquistas, grandes o pequeñas. Luego, visualiza el día siguiente repitiendo palabras como éxito y realización. Este ritual no solo prepara la mente para un descanso reparador, sino que también planta semillas de intención que germinarán en las primeras horas del día siguiente.

Tener un diario de gratitud puede ser extremadamente beneficioso. Anota en él tus afirmaciones, palabras de poder y reflexiones diarias. Este proceso no solo refuerza tus objetivos, sino que también te permite seguir tu progreso y ajustar tus prácticas según sea necesario.

Las palabras tienen un poder increíble para mejorar nuestra relación con nosotros mismos. En lugar de culparnos por fallos o errores, podemos usar palabras de cariño y apoyo para nutrir nuestra alma. La práctica diaria de repetir afirmaciones como "Soy suficiente" o "Me amo incondicionalmente" puede transformar nuestra percepción y ayudarnos a desarrollar una imagen más positiva de nosotros mismos.

Una práctica simple es el ejercicio del espejo: todas las mañanas, mírate a los ojos a través del espejo y di palabras amables a ti mismo. Puede parecer extraño al principio, pero con el tiempo esas palabras comienzan a resonar verdaderamente dentro de ti. Expresiones como "Merezco cosas buenas" y "Soy digno de felicidad" ayudan a reprogramar tu mente, alejando pensamientos negativos y fortaleciendo tu autoestima.

Para aquellos momentos en que la autocrítica es intensa, un ejercicio práctico es sustituir inmediatamente los pensamientos negativos por afirmaciones positivas. Si te sorprendes pensando "Nunca hago nada bien", contrarresta con "Estoy aprendiendo y mejorando cada día". Este simple acto de reemplazar palabras negativas por positivas puede interrumpir ciclos de autoboicot y construir una base sólida de autoamor y confianza.

La magia de las palabras, cuando se usa conscientemente, puede transformar profundamente la forma en que nos vemos y nos tratamos. La abundancia y la prosperidad no son solo cuestiones de suerte; son estados mentales que pueden cultivarse a través del poder de las palabras. Cuando pensamos y hablamos en términos de abundancia, atraemos oportunidades y riquezas a nuestras vidas. Un paso inicial es sustituir frases limitantes como "Nunca tengo dinero suficiente" por afirmaciones positivas como "Atraigo riqueza de diversas fuentes". Estas palabras ayudan a reprogramar nuestra mente, orientándonos para reconocer y aprovechar las oportunidades de prosperidad que surgen.

Al despertar, reserva un momento para repetir afirmaciones de prosperidad como "Soy un imán para la abundancia" o "Soy digno de todo el éxito y riqueza que la vida tiene para ofrecer". Este ritual diario no solo ajusta tu vibración para atraer abundancia, sino que también fortalece tu creencia en tu capacidad para alcanzar tus objetivos financieros.

Protegerse de energías negativas y realizar limpiezas energéticas es esencial para mantener el equilibrio y el bienestar. Las palabras juegan un papel fundamental en este proceso, sirviendo como escudos y herramientas de purificación. Una técnica eficaz es la utilización de mantras de protección como "Soy protegido por la luz" o "Nada negativo puede tocarme". Estas palabras crean una barrera energética a tu alrededor, impidiendo que influencias indeseadas penetren en tu campo personal.

Un ritual de protección simple puede realizarse todas las mañanas. Al despertar, visualiza una luz blanca envolviendo tu cuerpo mientras repites palabras de protección como "Estoy seguro y protegido". Imaginar esta luz puede reforzar tu aura y prepararte para enfrentar el día con seguridad y confianza. Este ritual no solo protege, sino que también fortalece tu energía, asegurando que te sientas más centrado y equilibrado.

Además de la protección, la limpieza energética es vital para eliminar cualquier negatividad acumulada. Una práctica común es usar palabras de poder durante el baño. Imagina que el agua no solo limpia tu cuerpo físico, sino que también lava cualquier energía negativa. Repetir frases como "Elimino toda energía negativa" mientras te bañas puede intensificar este efecto, dejándote revitalizado y energéticamente limpio.

Las palabras poseen poder curativo, tanto para la salud emocional como física. Cuando hablamos de curación emocional, nos referimos al proceso de liberar traumas, miedos y ansiedades a través de afirmaciones y mantras como "Soy digno de amor y felicidad". Palabras como cura, paz y amor pueden tener un efecto profundo cuando se repiten con intención. Estas afirmaciones funcionan como un bálsamo para el alma, ayudando a aliviar el estrés y la ansiedad.

La práctica de usar mantras de curación puede complementar tratamientos médicos tradicionales, acelerando el proceso de recuperación. Por ejemplo, si estás enfrentando una enfermedad, puedes repetir: "Mi cuerpo es fuerte y saludable" o "Cada célula de mi cuerpo está llena de vitalidad". Este tipo de afirmación puede ayudar a alinear tu mente con la idea de recuperación, promoviendo un ambiente interno más favorable para la cura.

Intenta integrar palabras de curación en tus meditaciones. Durante la meditación, visualiza una luz de curación envolviendo la zona del cuerpo que necesita atención mientras repites palabras como "Cura y fuerza". Esta práctica puede intensificar el proceso de recuperación, proporcionando no solo alivio físico, sino también un profundo sentido de paz y bienestar emocional. Al utilizar conscientemente el poder de las palabras, puedes facilitar una cura holística que abarca cuerpo, mente y espíritu.

Las palabras son herramientas poderosas para la transformación personal y el crecimiento espiritual. Cuando usamos palabras intencionalmente, podemos catalizar cambios profundos en nuestra vida. La práctica de afirmaciones diarias como "Estoy en constante evolución" o "Estoy abierto al crecimiento espiritual" ayuda a alinear nuestros pensamientos y acciones con nuestros objetivos más elevados. Estas palabras no solo motivan, sino que también crean un ambiente energético propicio para la transformación. Para aquellos que buscan crecimiento espiritual, mantras como "Yo soy luz" o "Estoy conectado al universo" ayudan a elevar tu vibración, permitiendo una conexión más profunda con tu esencia espiritual.

Las afirmaciones son declaraciones positivas que representan nuestra realidad deseada. Al repetirlas diariamente, podemos cambiar nuestra mente subconsciente y alinear nuestra energía con nuestras intenciones. Las afirmaciones son herramientas poderosas que remodelan la energía de nuestra existencia según el principio de que nuestros pensamientos moldean nuestra realidad. Como dice un viejo refrán: "Como el hombre piensa, así es". Esta filosofía se refleja en el taoísmo del yin y yang, que enseña equilibrio y armonía.

En la elaboración de afirmaciones, la consistencia y la repetición son vitales para su eficacia. Repetirlas consistentemente forma un bucle positivo en la mente, reforzando los patrones energéticos deseados. Con estas prácticas, puedes comenzar a manifestar una vida más plena, rica y alineada con tus deseos más profundos.

Ejemplo del poder de las palabras y autoestima.

Louise Hay fue una influyente escritora y conferenciante estadounidense, conocida por ser una pionera en el movimiento de autoayuda y desarrollo personal. Nacida el 8 de octubre de 1926, Louise Hay tuvo una vida marcada por desafíos, pero también por una profunda transformación personal que la llevó a convertirse en una de las figuras más queridas y respetadas en el ámbito de la sanación emocional y espiritual.

Louise Hay es mejor conocida por su enfoque innovador en la conexión entre mente y cuerpo. Ella popularizó la idea de que nuestras creencias y pensamientos tienen un impacto directo en nuestra salud y bienestar físico. Según Hay, nuestros pensamientos son poderosos y pueden influir tanto positiva como negativamente en nuestras vidas. A través de la repetición diaria de afirmaciones positivas, podemos reprogramar nuestra mente, superar bloqueos emocionales y mejorar nuestra salud física.

Uno de los eventos más destacados en la vida de Louise Hay fue su diagnóstico de cáncer cervical en los años 70.

En lugar de someterse únicamente a tratamientos médicos convencionales, Hay decidió abordar su enfermedad de manera holística. Utilizó una combinación de dieta, trabajo emocional, afirmaciones positivas y prácticas de amor propio para sanar su cuerpo. A través de este enfoque, Louise Hay afirmó haber superado el cáncer, lo que reforzó su creencia en el poder de la mente para influir en el cuerpo.

El libro más famoso de Louise Hay, "Usted Puede Sanar su Vida" ("You Can Heal Your Life"), publicado en 1984, se ha convertido en un clásico del género de autoayuda. En este libro, Hay explora cómo los pensamientos y creencias negativas pueden contribuir a problemas de salud y cómo, al cambiar esos patrones de pensamiento, podemos transformar nuestra vida y bienestar. "Usted Puede Sanar su Vida" ofrece una guía práctica para el uso de afirmaciones positivas, proporcionando herramientas para que los lectores liberen emociones reprimidas y sanen tanto a nivel físico como emocional.

Otro de sus libros importantes es "El Poder está Dentro de Ti" ("The Power Is Within You"), donde Hay profundiza en la importancia del amor propio y la autoaceptación como claves para la transformación personal. Ella anima a los lectores a mirar dentro de sí mismos para encontrar la fuerza y el poder necesarios para enfrentar los desafíos de la vida. Este libro refuerza la idea de que, al amarnos y aceptarnos tal como somos, podemos crear una vida más plena y satisfactoria.

A lo largo de su vida, Louise Hay escribió más de 30 libros y creó una extensa colección de recursos, incluidos audios y videos, todos enfocados en ayudar a las personas a desbloquear su potencial y sanar sus vidas. Su trabajo ha impactado a millones de personas alrededor del mundo, y su legado sigue vivo a través de la editorial Hay House, fundada por ella misma para promover sus enseñanzas y las de otros autores en el campo del bienestar y la espiritualidad.

Louise Hay falleció el 30 de agosto de 2017, pero su influencia sigue siendo profunda. Su mensaje de que el poder para transformar nuestras vidas está dentro de nosotros mismos sigue resonando con fuerza. Para aquellos que buscan mejorar su vida y salud, las enseñanzas de Louise Hay ofrecen un camino claro hacia la sanación, el crecimiento personal y el amor propio.

Afirmaciones positivas para animarte a seguir adelante cuando te sientas desanimada y triste :

1. Soy capaz de superar cualquier desafío que se presente en mi camino.

2. Cada día es una nueva oportunidad para crecer y mejorar.

3. Confío en mis habilidades y en mi capacidad para lograr mis metas.

4. Estoy en el camino correcto y cada paso que doy me acerca más a mis sueños.

5. Merezco el éxito y la felicidad que estoy buscando.

6. Mis esfuerzos y dedicación darán frutos, y estoy orgulloso de mi progreso.

7. Cada obstáculo es una oportunidad para aprender y fortalecerme.

8. Estoy rodeado de apoyo y amor, y eso me da la fuerza para seguir adelante.

9. Soy resiliente y capaz de adaptarme a cualquier situación.

10. Mi futuro está lleno de posibilidades y estoy preparado para aprovecharlas.

11. Creo en mí mismo y en mi capacidad para crear una vida plena y significativa.

12. El fracaso es solo una lección en mi camino hacia el éxito.

13. Estoy agradecido por todas las experiencias que me han llevado hasta aquí.

14. Soy valiente y me enfrento a los desafíos con determinación y confianza.

15. Mi mente es clara, mi corazón es fuerte y mi espíritu es indomable.

Recuerda repetir estas afirmaciones diariamente, especialmente cuando necesites un impulso de ánimo. ¡Tú puedes lograrlo!

Afirmaciones positivas para fortalecer tu autoestima:

1. Soy valioso/a y merezco amor y respeto.

2. Me acepto y me amo exactamente como soy.

3. Soy suficiente tal y como soy.

4. Tengo mucho que ofrecer al mundo.

5. Confío en mis decisiones y en mi intuición.

6. Me trato a mí mismo/a con amabilidad y compasión.

7. Cada día, me siento más seguro y capaz.

8. Mi valor no depende de la aprobación de los demás.

9. Merezco las cosas buenas que la vida tiene para ofrecer.

10. Soy fuerte, resiliente y capaz de superar cualquier desafío.

11. Estoy orgulloso/a de mis logros y mis progresos.

12. Me libero de las críticas autodestructivas y me enfoco en lo positivo.

13. Valoro y aprecio mis cualidades únicas.

14. Estoy en el proceso de convertirme en la mejor versión de mí mismo/a.

15. Elijo rodearme de personas que me apoyan y me elevan.

Repite estas afirmaciones todos los días, especialmente frente al espejo, y observa cómo tu autoestima se fortalece con el tiempo. ¡Eres increíble y mereces sentirte bien contigo mismo/a!

14. Construyendo relaciones saludables

Construir relaciones saludables es fundamental para nuestro bienestar emocional y felicidad. Las relaciones no solo nos brindan apoyo emocional, sino que también nos ayudan a sentirnos conectados, valorados y comprendidos. En un mundo donde el estrés y la ansiedad son cada vez más comunes, las relaciones saludables pueden actuar como un refugio, ofreciendo un sentido de pertenencia y una base sólida para la autoestima. A continuación, explicaremos cómo mejorar la comunicación, establecer límites saludables y resolver conflictos de manera pacífica para fortalecer y mantener relaciones enriquecedoras y equilibradas.

Importancia de las relaciones saludables para el bienestar emocional

Las relaciones positivas y saludables son un pilar esencial del bienestar emocional. Cuando nos rodeamos de personas que nos apoyan y nos entienden, nos sentimos más seguros y valorados. Esta sensación de conexión no solo reduce el estrés y la ansiedad, sino que también promueve una mejor salud mental y física. Estudios han demostrado que las personas con relaciones sólidas y de apoyo tienden a vivir vidas más largas y felices, con un mejor equilibrio emocional y una mayor capacidad para enfrentar los desafíos de la vida. En resumen, las relaciones saludables no son sólo agradables, sino necesarias para un bienestar integral.

¿Cómo mejorar la comunicación?

Una comunicación efectiva es la base de cualquier relación saludable. Para mejorar la calidad de nuestras interacciones, es crucial practicar la escucha activa. Esto significa prestar atención plena a la persona que está hablando, sin interrumpir ni anticipar nuestra respuesta. La escucha activa no solo implica oír las palabras, sino también captar las emociones y el significado subyacente, lo cual fortalece la empatía y la comprensión mutua.

Además de escuchar, es importante expresar nuestros pensamientos y sentimientos de manera clara y directa. Utilizar el pronombre "yo" en lugar de "tú" puede cambiar significativamente la dinámica de una conversación, evitando que la otra persona se sienta atacada. Por ejemplo, en lugar de decir "Tú nunca me escuchas", es más constructivo decir "Yo me siento ignorado cuando no me prestas atención".

El lenguaje corporal también juega un papel crucial en la comunicación. Mantener contacto visual, asentir con la cabeza y utilizar gestos abiertos son señales no verbales que indican que estamos comprometidos en la conversación. La coherencia entre nuestras palabras y nuestro lenguaje corporal refuerza la sinceridad y la transparencia.

Finalmente, la empatía y la validación son herramientas poderosas para fortalecer cualquier relación. Mostrar empatía implica reconocer y comprender los sentimientos de la otra persona, mientras que la validación significa aceptar esos sentimientos como legítimos. Estos actos de reconocimiento fortalecen la confianza y profundizan la conexión emocional.

Establecimiento de límites saludables

Los límites son esenciales para mantener relaciones equilibradas y respetuosas. Estos representan las líneas personales que trazamos para proteger nuestro bienestar emocional y físico. Definir y comunicar claramente nuestros límites es fundamental para asegurarnos de que nuestras necesidades sean respetadas.

Al establecer límites, es importante ser asertivo y respetuoso. Explicar por qué un límite es importante para nosotros y cómo beneficiará a la relación puede facilitar su aceptación por parte de la otra persona. Por ejemplo, establecer un límite sobre el tiempo personal puede mejorar la calidad del tiempo compartido, en lugar de generar resentimiento.

Es igualmente vital respetar los límites de los demás. El respeto mutuo es la base de cualquier relación saludable, y al honrar los límites de quienes nos rodean, fomentamos un ambiente de confianza y apoyo.

Es importante recordar que los límites no son estáticos; pueden y deben ajustarse con el tiempo, según las circunstancias y el crecimiento personal de cada individuo. Revisar y renegociar estos límites periódicamente ayuda a mantener la relación dinámica y saludable.

Resolución pacífica de conflictos

Los conflictos son inevitables en cualquier relación, pero la forma en que los manejamos puede determinar su impacto en nuestra conexión. Abordar los conflictos con una mentalidad constructiva, centrada en encontrar soluciones beneficiosas para ambas partes, es clave para mantener una relación saludable.

El manejo de las emociones durante un conflicto es crucial. Técnicas como la respiración profunda o tomarse un tiempo antes de responder pueden ayudar a evitar reacciones impulsivas y a mantener la calma. Este autocontrol facilita una discusión más racional y productiva.

Las técnicas de negociación también son útiles para llegar a acuerdos mutuamente satisfactorios. La flexibilidad y la disposición a comprometerse son esenciales para resolver conflictos de manera pacífica. En casos donde el conflicto parece irresoluble, la mediación con un tercero neutral puede ser una opción efectiva para facilitar la comunicación y encontrar una solución.

Construir y mantener relaciones saludables requiere esfuerzo y habilidades específicas, pero los beneficios para nuestro bienestar emocional y físico son inmensos. Mejorar la comunicación, establecer límites claros y resolver conflictos de manera pacífica son estrategias fundamentales para fortalecer nuestras relaciones. Al practicar estas habilidades, podemos cultivar conexiones más profundas y satisfactorias con las personas en nuestra vida, contribuyendo a un entorno emocionalmente enriquecedor y equilibrado.

15.Rutinas diarias para tener paz interior

Viviendo en el presente: El poder del momento actual

El concepto de vivir en el presente, o disfrutar del "ahora", es un principio central en muchas tradiciones filosóficas, espirituales y psicológicas. A pesar de ser algo tan simple como prestar atención al momento en que vivimos, esta idea tiene un profundo impacto en nuestra salud mental y emocional. En un mundo lleno de distracciones y estrés, aprender a centrarnos en el presente es una práctica poderosa que puede transformar nuestra vida.

La existencia del "ahora"

El "ahora" es el único momento en el que realmente existimos. Es el espacio en el que se entrelazan nuestras experiencias pasadas y nuestras anticipaciones futuras, pero que, a diferencia de estas, es tangible y real. El pasado ya no está, y el futuro aún no ha llegado; sin embargo, el presente es donde nuestras acciones, decisiones y experiencias ocurren. Al centrarnos en el momento presente, podemos ejercer control directo sobre nuestras vidas, influir en nuestras emociones y tomar decisiones más conscientes.

Muchos de nosotros tendemos a vivir en la nostalgia del pasado o en la preocupación por el futuro, lo que nos desconecta del poder del presente. Sin embargo, al reconocer que solo el "ahora" es real, comenzamos a entender que nuestras vidas se construyen en este instante, no en lo que fue o en lo que podría ser.

El pasado y el futuro: construcciones mentales

El pasado, aunque esencial en la formación de nuestra identidad y nuestras experiencias, ya no existe de manera tangible. Es una construcción mental compuesta por recuerdos, que pueden ser distorsionados con el tiempo y no siempre representan fielmente lo que realmente sucedió. Aunque aprender del pasado es importante, vivir en él puede llevar a la tristeza, la culpa o el arrepentimiento.

Por otro lado, el futuro es una proyección mental llena de expectativas, esperanzas y, a menudo, ansiedad. Nos preocupamos por lo que podría suceder, planeamos para lo que deseamos que ocurra, pero la realidad es que el futuro es incierto y, como tal, fuera de nuestro control directo.

Al comprender que el pasado y el futuro son, en gran medida, productos de nuestra mente, podemos aprender a soltar las cadenas que nos atan a ellos y centrarnos más en el presente, donde nuestra influencia y poder son reales.

Filosofía y espiritualidad: el arte de la atención plena

Muchas tradiciones espirituales y filosóficas han reconocido la importancia de vivir en el presente. El budismo, por ejemplo, introduce el concepto de "mindfulness" o atención plena. Esta práctica se centra en estar completamente presente en el momento actual, observando sin juzgar, y dejando de lado las distracciones del pasado o las preocupaciones del futuro.

La atención plena no es solo una práctica espiritual, sino también una herramienta psicológica que ha demostrado reducir el estrés, mejorar la claridad mental y aumentar el bienestar emocional. Al cultivar la atención plena, aprendemos a observar nuestros pensamientos y sentimientos sin dejarnos llevar por ellos, reconociendo que solo el presente es real y que cada momento es una oportunidad para vivir plenamente.

El regalo del presente

Vivir en el presente no significa ignorar el pasado o descuidar el futuro, sino más bien encontrar un equilibrio saludable. Significa estar conscientes de que nuestras vidas se desarrollan en este instante, y que cada momento es una oportunidad para ser más conscientes, más compasivos y más conectados con nosotros mismos y con los demás. Al practicar la atención plena y centrarnos en el ahora, podemos encontrar una mayor paz interior, una claridad mental más profunda y una vida más rica y satisfactoria.

Eckhart Tolle y el poder del ahora

En su influyente libro "El poder del ahora", Eckhart Tolle explora profundamente la importancia de vivir en el presente, destacando cómo este enfoque puede transformar radicalmente nuestra experiencia de vida. Tolle argumenta que gran parte del sufrimiento humano proviene de la tendencia a vivir atrapados en la mente, donde nos preocupamos por el futuro o lamentamos el pasado. Según Tolle, estas preocupaciones nos alejan del único momento en el que realmente podemos experimentar la vida: el presente.

Tolle sostiene que la mente humana tiene una tendencia natural a divagar, enfocándose en recuerdos del pasado o en anticipaciones del futuro. Esta divagación mental nos arrastra hacia estados de ansiedad, culpa, arrepentimiento o miedo, emociones que son alimentadas por pensamientos sobre eventos que ya no existen o que aún no han ocurrido. Al hacerlo, perdemos la conexión con lo único que es real: el momento presente.

El concepto central de Tolle es que el "ahora" es el único punto en el que la vida realmente se desarrolla. El pasado es una construcción mental, un archivo de recuerdos que ya no existen, y el futuro es una proyección, una construcción de la mente sobre lo que podría suceder. La vida, dice Tolle, solo ocurre en el presente, en el "ahora". Cuando nos anclamos en el presente, nos liberamos de la tiranía de la mente y encontramos una profunda paz y felicidad que no dependen de las circunstancias externas.

Tolle también introduce la idea del "observador", una parte de nosotros que puede observar nuestros pensamientos y emociones sin identificarse con ellos. Este observador, que es nuestra verdadera esencia, no está atado al tiempo. Al cultivar la conciencia del ahora, podemos separarnos del flujo constante de pensamientos que nos llevan al pasado o al futuro y, en su lugar, experimentar una presencia consciente que nos conecta con la vida de una manera más profunda y significativa.

Para Tolle, vivir en el presente no significa ignorar el pasado o desentenderse del futuro. Más bien, significa no permitir que estos dominios temporales dominen nuestra conciencia y nos roben la capacidad de experimentar la vida plenamente. Al estar presentes, podemos responder a los desafíos de la vida con mayor claridad, sabiduría y compasión, en lugar de reaccionar automáticamente desde un lugar de miedo o inseguridad.

En resumen, Eckhart Tolle nos invita a hacer del "ahora" el centro de nuestra vida, a despertar de la ilusión de la mente y a descubrir la paz y la alegría que surgen cuando vivimos plenamente en el presente. Al hacerlo, nos liberamos de las cargas del pasado y de las preocupaciones del futuro, abriendo la puerta a una existencia más auténtica y satisfactoria.

Filosofía occidental

En la filosofía occidental, la idea del presente ha sido explorada profundamente por pensadores como Søren Kierkegaard y Martin Heidegger, quienes destacaron su importancia en la experiencia humana auténtica. Para ambos filósofos, el presente es más que un simple momento en el tiempo; es el núcleo de nuestra existencia real y la base desde la cual podemos vivir de manera auténtica.

Søren Kierkegaard, considerado el padre del existencialismo, argumenta que el presente es el único momento en el que realmente existimos. Según Kierkegaard, el pasado es un recuerdo y el futuro una posibilidad, pero solo el presente es tangible y real. Para vivir de manera auténtica, uno debe estar completamente comprometido con el presente, asumiendo la responsabilidad de sus elecciones y enfrentando la realidad sin escapar hacia las ilusiones del pasado o las esperanzas inciertas del futuro. Kierkegaard llama a este enfoque "vivir en la verdad", una vida donde se acepta la angustia existencial como parte integral de la existencia.

Por su parte, Martin Heidegger, otro influyente filósofo existencialista, profundiza en esta idea en su obra "Ser y Tiempo". Heidegger sostiene que la verdadera existencia se encuentra en el "ser-ahí" (Dasein), donde el individuo debe reconocer su ser en el tiempo, particularmente en el presente. Heidegger introduce el concepto de "temporalidad", donde el pasado y el futuro sólo adquieren significado a través del presente. Es en este momento presente, según Heidegger, donde el ser humano puede tomar decisiones auténticas y asumir su existencia finita, lo que llama "ser-para-la-muerte". Esta aceptación del presente, con la conciencia de nuestra mortalidad, nos libera para vivir de manera más auténtica.

Ambos filósofos nos invitan a considerar el presente como el escenario de nuestra verdadera existencia. Mientras que el pasado y el futuro son importantes, es solo en el presente donde podemos actuar, elegir y vivir auténticamente, enfrentando la realidad de nuestro ser y abrazando la vida tal como es, aquí y ahora.

El momento presente según Psicología

1. Terapia Cognitivo-Conductual (TCC).

La Terapia Cognitivo-Conductual (TCC) es una de las formas más efectivas de tratamiento para trastornos como la ansiedad y la depresión. Un enfoque central de la TCC es cómo los pensamientos, particularmente aquellos relacionados con el pasado y el futuro, pueden influir en el bienestar emocional. A menudo, las personas con ansiedad tienden a preocuparse excesivamente por eventos futuros, anticipando resultados negativos, mientras que quienes sufren de depresión pueden estar atrapados en pensamientos de culpa, arrepentimiento o tristeza por eventos pasados.

La TCC enseña a los pacientes a identificar y desafiar estos patrones de pensamiento distorsionados. Al hacerlo, los ayuda a enfocarse en el presente, donde pueden tener un mayor control sobre sus emociones y comportamientos. Este enfoque en el "aquí y ahora" es crucial, ya que permite a los pacientes romper el ciclo de pensamientos negativos que perpetúan la ansiedad y la depresión.

Al aprender a centrarse en el presente, los pacientes desarrollan habilidades para manejar sus emociones de manera más efectiva, reduciendo la intensidad de su sufrimiento y mejorando su calidad de vida. La TCC, por tanto, no solo aborda los síntomas actuales, sino que también empodera a las personas para manejar futuros desafíos con mayor resiliencia y equilibrio emocional.

La TCC a menudo se enfoca en cómo los pensamientos sobre el pasado y el futuro pueden afectar el bienestar emocional. Se enseña a los pacientes a centrarse en el presente para manejar la ansiedad y la depresión.

2. Flujo (Flow).

Mihaly Csikszentmihalyi, un destacado psicólogo, introdujo el concepto de "flujo" para describir un estado de concentración total y disfrute profundo en el presente. Este estado ocurre cuando una persona está completamente inmersa en una actividad que le resulta desafiante pero manejable, en la que el tiempo parece desaparecer y la autoconciencia se disuelve. Según Csikszentmihalyi, el flujo es un estado óptimo de experiencia, en el que las personas están tan absortas en lo que hacen que nada más parece importar.

El flujo es significativo porque se asocia con una mayor satisfacción personal y un rendimiento óptimo en diversas actividades, desde deportes hasta trabajos creativos o tareas cotidianas. Cuando una persona está en un estado de flujo, no solo disfruta de la actividad en sí, sino que también experimenta una sensación de plenitud y realización.

Csikszentmihalyi sostiene que el flujo es un componente esencial del bienestar y la felicidad. Al centrarse completamente en el presente, las personas pueden alcanzar un equilibrio entre sus habilidades y los desafíos que enfrentan, lo que resulta en un estado de gratificación profunda. El flujo no solo mejora el rendimiento, sino que también promueve una vida más satisfactoria, donde el presente se convierte en una fuente constante de disfrute y sentido.

Beneficios de vivir en el presente

Vivir en el ahora es una de las prácticas más transformadoras que podemos adoptar en nuestras vidas. En un mundo que nos empuja constantemente hacia el futuro o nos arrastra al pasado, la capacidad de estar presente, consciente y despierto en cada momento es un verdadero superpoder. Pero, ¿cuáles son los beneficios reales de vivir en el ahora? A continuación, te los detallo.

1. Reducción del estrés y la ansiedad

Cuando vivimos en el presente, dejamos de preocuparnos por lo que podría suceder o lamentarnos por lo que ya pasó. El estrés y la ansiedad suelen originarse de pensamientos sobre el futuro o el pasado. Al enfocar nuestra atención en el aquí y el ahora, disminuimos significativamente esas preocupaciones, liberando nuestra mente de cargas innecesarias. Esto no solo nos ayuda a estar más tranquilos, sino que también mejora nuestra salud mental y física.

2. Mejora de la concentración y productividad

Vivir en el presente nos permite concentrarnos plenamente en la tarea que tenemos entre manos. En lugar de dispersar nuestra atención entre múltiples preocupaciones, nos dedicamos de lleno a lo que estamos haciendo, lo que se traduce en una mayor eficiencia y una mejor calidad de trabajo. La capacidad de estar enfocados es clave para alcanzar cualquier objetivo, y vivir en el ahora es el camino directo hacia una productividad mejorada.

3. Enriquecimiento de las relaciones personales

La presencia plena también se refleja en nuestras relaciones. Cuando estamos realmente presentes con los demás, les damos la atención y el respeto que merecen. Esto fortalece los lazos, fomenta la empatía y nos permite disfrutar de interacciones más profundas y significativas. Al estar atentos a lo que dicen, a cómo se sienten y a lo que necesitan, mejoramos la calidad de nuestras conexiones con los demás.

4. Aumento de la satisfacción y la felicidad

La felicidad no se encuentra en el pasado ni en el futuro, sino en el presente. Cuando estamos presentes, apreciamos más lo que tenemos y experimentamos una mayor gratitud por las pequeñas cosas de la vida. Este enfoque nos permite saborear cada momento, desde una conversación con un amigo hasta una taza de café caliente. Vivir en el ahora nos lleva a descubrir la belleza en lo cotidiano y a sentirnos más satisfechos con nuestras vidas.

5. Desarrollo de una mayor auto-conciencia

Al estar conscientes de nuestros pensamientos, emociones y acciones en el momento presente, desarrollamos una mayor auto-conciencia. Esto nos permite entender mejor quiénes somos, qué queremos y cómo interactuamos con el mundo. Con una mayor auto-conciencia, podemos tomar decisiones más alineadas con nuestros verdaderos deseos y valores, y vivir una vida más auténtica y significativa.

Vivir en el ahora es más que una simple práctica; es una forma de vida que puede transformar nuestra existencia de maneras profundas y duraderas. Nos libera del estrés y la ansiedad, mejora nuestra concentración, enriquece nuestras relaciones, aumenta nuestra felicidad y nos ayuda a conocer mejor a nosotros mismos. Al aprender a estar conscientes y despiertos en cada momento, no solo mejoramos nuestra calidad de vida, sino que también nos acercamos más a la verdadera plenitud. Así que, ¿por qué no empezar ahora?

Vivir en el presente

Vivir en el presente es una de las llaves más poderosas para despertar nuestra conciencia y acceder a un estado de paz interior. En un mundo donde la mente tiende a divagar entre los recuerdos del pasado y las expectativas del futuro, cultivar la capacidad de estar plenamente en el aquí y el ahora nos permite experimentar la vida con una profundidad y claridad que, de otro modo, pasarían desapercibidas.

Meditación: el camino hacia la atención plena

La meditación de atención plena es una de las prácticas más efectivas para entrenar la mente en el arte de estar presente. En su esencia, la meditación no se trata de vaciar la mente de pensamientos, sino de observarlos sin aferrarse a ellos, permitiendo que fluyan sin juicio. Cuando meditamos, nos convertimos en testigos de nuestros propios pensamientos y sensaciones, lo que nos libera del control que estos tienen sobre nosotros.

La meditación nos invita a desconectar del piloto automático en el que a menudo vivimos y a conectarnos con la realidad del momento presente. Esta práctica puede realizarse de muchas maneras, pero un enfoque común es sentarse en silencio, centrar la atención en la respiración y observar cómo los pensamientos, emociones y sensaciones corporales surgen y desaparecen. A medida que profundizamos en la meditación, comenzamos a experimentar momentos de pura presencia, donde el tiempo parece detenerse y el espacio mental se llena de una calma serena.

Esta práctica diaria no solo reduce el estrés y la ansiedad, sino que también nos abre a una mayor comprensión de nosotros mismos y del mundo que nos rodea. La meditación de atención plena nos muestra que la paz y la alegría no se encuentran en algún lugar lejano, sino aquí mismo, en el momento presente.

Respiración consciente: el ancla del ahora

La respiración es una herramienta poderosa para anclar la mente en el presente. A menudo, nuestra respiración refleja nuestro estado mental; cuando estamos ansiosos, respiramos rápido y superficialmente, y cuando estamos calmados, nuestra respiración es lenta y profunda. Al practicar la respiración consciente, podemos influir directamente en nuestro estado mental, trayendo nuestra atención al presente.

Una técnica simple pero efectiva es la respiración profunda y lenta, prestando atención a cada inhalación y exhalación. Sentir el aire entrar y salir de los pulmones nos recuerda que estamos vivos en este momento, conectándonos instantáneamente con el presente. La respiración consciente puede practicarse en cualquier momento y lugar, ya sea durante un momento de estrés en el trabajo o al caminar por un parque.

Además, la respiración consciente no solo calma la mente, sino que también revitaliza el cuerpo, aumentando el flujo de oxígeno y promoviendo la relajación. Es una práctica que, con el tiempo, se convierte en una especie de refugio interno al que siempre podemos regresar cuando nos sentimos abrumados por los pensamientos o las emociones.

Actividad física: conectando cuerpo y mente en el presente

El cuerpo es un vehículo poderoso para anclar la mente en el presente. A través de la actividad física, como el yoga, el tai chi o cualquier forma de ejercicio consciente, podemos sintonizar nuestras mentes con el aquí y el ahora. Estas prácticas implican movimientos lentos y deliberados, donde cada postura o movimiento se realiza con plena conciencia.

El yoga, por ejemplo, no es solo un ejercicio físico, sino una práctica espiritual que une cuerpo, mente y espíritu. Al centrarnos en la respiración y en las sensaciones físicas durante la práctica, nuestra mente se alinea naturalmente con el presente. Esto no solo fortalece el cuerpo, sino que también cultiva una mente más tranquila y centrada.

El tai chi, conocido como "meditación en movimiento", también es una práctica efectiva para vivir en el presente. A través de movimientos suaves y fluidos, nos conectamos con nuestra energía vital y aprendemos a movernos con intención y conciencia. Estas prácticas no solo mejoran nuestra salud física, sino que también nos enseñan a estar plenamente presentes en nuestras vidas cotidianas.

Vivir en el presente es un viaje continuo que requiere práctica y dedicación. A través de la meditación, la respiración consciente y la actividad física, podemos cultivar una mayor conciencia y despertar a la realidad del ahora. Estas prácticas nos ayudan a romper el ciclo de preocupaciones y distracciones, permitiéndonos experimentar la vida con una mayor profundidad y significado. Al estar presentes, descubrimos que la verdadera paz y felicidad no dependen de circunstancias externas, sino de nuestra capacidad para vivir plenamente cada momento.

El despertar espiritual comienza con la conciencia de que el ahora es todo lo que realmente tenemos. Cuando nos anclamos en el presente, abrimos la puerta a una vida más plena, consciente y despierta.

La idea de que solo el presente es real enfatiza la importancia de estar consciente y plenamente involucrado en el momento actual. Aunque el pasado y el futuro tienen su lugar en la memoria y la planificación, respectivamente, vivir en el presente puede llevar a una vida más plena, reduce el estrés y la ansiedad, y mejora el bienestar general. Practicar la atención plena y otras técnicas para anclar la mente en el presente puede tener beneficios significativos para la salud mental y emocional.

16. La gratitud y la bendición

La Gratitud

La gratitud es una actitud fundamental en la vida cristiana, profundamente arraigada en las enseñanzas y el ejemplo de Jesús de Nazaret. A lo largo de los Evangelios, aunque no siempre explícito, el mensaje de gratitud emerge de manera poderosa, mostrando cómo esta actitud debe ser una respuesta natural a las bendiciones y al amor de Dios. La gratitud no solo honra a Dios, sino que también transforma nuestra perspectiva y vida diaria, abriendo puertas a mayores bendiciones y una profunda paz interior.

La gratitud en las enseñanzas de Jesús

1. La parábola de los diez leprosos (Lucas 17:11-19)

En esta parábola, Jesús sana a diez leprosos, pero sólo uno de ellos, un samaritano, regresó para darle las gracias. Sorprendido, Jesús pregunta: "¿No he sanado a diez? ¿Dónde están los otros nueve? ¿No hubo quien volviera a dar gloria a Dios sino este extranjero?" (Lucas 17:17-18). Este pasaje subraya la importancia de la gratitud como una respuesta adecuada a la generosidad de Dios. Al regresar para agradecer, el leproso no sólo muestra reconocimiento, sino que también recibe una bendición adicional: su fe lo ha salvado. Esta historia nos enseña que la gratitud es una forma de honrar a Dios y reconocer su continuo trabajo en nuestras vidas.

2. El sermón del monte (Mateo 5-7)

En el Sermón del Monte, Jesús enseña sobre el amor y la misericordia, y aunque no menciona directamente la gratitud, la actitud de agradecimiento se entrelaza en sus enseñanzas. Por ejemplo, en Mateo 5:44, Jesús dice: "Amad a vuestros enemigos, bendecid a los que os maldicen, haced bien a los que os aborrecen, y orad por los que os ultrajan y os persiguen." Esta enseñanza refleja una profunda gratitud por la gracia y misericordia que hemos recibido de Dios, y nos llama a extender esa misma actitud hacia los demás.

3. La última cena (Lucas 22:14-20)

Durante la última cena, Jesús toma el pan y el vino, los bendice y da gracias a Dios. En Lucas 22:19-20, se relata: "Y tomó pan, y dio gracias, y lo partió, y les dio, diciendo: 'Este es mi cuerpo, que por vosotros es dado; haced esto en memoria de mí.' Asimismo, tomó la copa después de haber cenado, diciendo: 'Esta copa es el nuevo pacto en mi sangre, que por vosotros se derrama.'" Aquí, Jesús modela una actitud de gratitud incluso en momentos de gran angustia, mostrando que debemos agradecer a Dios en todas nuestras acciones, reconociendo su sacrificio y amor.

4. El Padre Nuestro (Mateo 6:9-13)

La oración del Padrenuestro, enseñada por Jesús, comienza con una actitud de adoración y reconocimiento: "Padre nuestro que estás en los cielos, santificado sea tu nombre. Venga tu reino. Hágase tu voluntad, así en la tierra como en el cielo." Aunque no menciona explícitamente la gratitud, esta oración refleja un profundo reconocimiento y dependencia de Dios, subrayando la importancia de agradecer su presencia y voluntad en nuestras vidas.

La gratitud como actitud de vida

Jesús no solo enseñó sobre la gratitud a través de sus palabras, sino que la vivió en cada aspecto de su ministerio. La gratitud es fundamental para una vida cristiana auténtica, ya que nos recuerda que todo lo que tenemos y somos es un don de Dios. En Efesios 5:20, se nos exhorta a "dar siempre gracias a Dios el Padre por todo, en el nombre de nuestro Señor Jesucristo." Esta actitud de gratitud es esencial para vivir una vida centrada en Dios, llena de amor, perdón, y servicio a los demás.

La práctica de la gratitud para atraer prosperidad

La gratitud no solo tiene un impacto espiritual, sino que también puede influir en nuestra prosperidad y bienestar general. Al expresar gratitud por las cosas que ya posees, abres espacio para que más bendiciones entren en tu vida. Dedicar unos minutos al final de cada día para agradecer por todas las formas de riqueza que ya posees, ya sea salud, amigos o pequeños éxitos diarios, crea un ciclo de positividad que atrae aún más prosperidad y éxito.

Una práctica sencilla pero poderosa es comenzar el día con gratitud. Inmediatamente al despertar, antes de levantarte de la cama, dedica unos minutos a pensar en tres cosas por las que estás agradecido. Esto puede incluir personas, experiencias o aspectos de tu vida actual. Comenzar el día con gratitud mejora el estado de ánimo y aumenta la resiliencia emocional.

Agradecer siempre, sin importar las circunstancias

Independientemente de lo que esté pasando en tu vida, es esencial mantener una actitud de gratitud. Agradecer por adelantado, como si ya hubieras recibido lo que has pedido, es una práctica de fe que refleja la enseñanza de Jesús en Mateo 7:7-11: *"Pedid y se os dará, buscad y encontraréis, llamad y se os abrirá; porque todo el que pide recibe, quien busca encuentra y al que llama se le abre."*

Es crucial entender que donde pones tu atención, eso se multiplica. Tú eres la energía de Dios en acción, y al vivir con gratitud, permites que los milagros ocurran en tu vida.

Conclusión

La gratitud es mucho más que un simple acto de cortesía; es una poderosa actitud espiritual que nos conecta con Dios y nos abre a la abundancia de su amor. Al vivir con un corazón agradecido, reconocemos las bendiciones que ya tenemos y preparamos el camino para recibir más. Jesús modeló esta actitud de gratitud, y como seguidores suyos, estamos llamados a hacer lo mismo, honrando a Dios y extendiendo su amor y gracia a todos los que nos rodean.

La Bendición

Poder y transformación en la vida cotidiana

La palabra "bendecir" tiene un significado profundo y multifacético que ha evolucionado a lo largo de los siglos y en diferentes culturas. A menudo asociada con contextos religiosos, la bendición es un acto poderoso que trasciende las fronteras de lo espiritual para impactar todos los aspectos de la vida cotidiana. Comprender su origen, significado y aplicación puede transformar la forma en que nos relacionamos con el mundo y con nosotros mismos.

Origen y evolución del término "Bendecir"

El término "bendecir" proviene del latín "benedicere," una palabra compuesta por "bene," que significa "bien," y "dicere," que significa "decir." Así, "benedicere" literalmente significa "decir bien" o "hablar bien de." Este concepto fue adoptado por el griego como "εὐλογεῖν" (eulogein), con un significado similar: "alabar" o "decir bien." La raíz "eu" significa "bien" y "logein" se traduce como "decir" o "hablar." Con la evolución de las lenguas, el latín vulgar dio lugar al castellano antiguo, donde "benedicere" se transformó en "bendecir."

A lo largo de los siglos, el significado de "bendecir" ha mantenido su esencia, aunque su uso y entendimiento han variado según el contexto cultural y religioso. En muchas tradiciones, la bendición se asocia con invocar la protección, el favor o la santidad sobre alguien o algo a través de palabras. Este acto de bendición puede ser visto como una forma de conectar con lo divino, solicitando gracia o bienestar, pero también puede ser una práctica cotidiana de generar positividad y abundancia en la vida.

La bendición en la vida cotidiana

Uno de los mayores malentendidos sobre la bendición es creer que es un acto exclusivo de figuras religiosas o que solo tiene lugar en rituales formales. Sin embargo, la bendición es algo que todos podemos practicar, independientemente de nuestras creencias religiosas o espirituales. Cuando bendecimos, estamos esencialmente decretando el bien sobre algo o alguien, y esto tiene un efecto poderoso en nuestras vidas.

Por ejemplo, cuando decimos "Dios te bendiga" o "Yo te bendigo," estamos invocando el bien hacia esa persona. Esta acción no solo beneficia a quien recibe la bendición, sino que también fortalece el vínculo entre el que bendice y el objeto de la bendición. Bendecir no se limita a personas; podemos bendecir nuestro hogar, nuestros alimentos, nuestros vehículos, e incluso nuestro trabajo. Al hacerlo, estamos reconociendo y decretando el bien en todos esos aspectos de nuestra vida.

El poder de bendecir y decretar

La práctica de bendecir es una herramienta poderosa que puede transformar nuestra realidad. Cuando comenzamos a bendecir nuestra vida, nuestra salud, nuestra casa, nuestra familia, estamos ordenando al universo que multiplique esas bendiciones. Este acto es un decreto, una orden al universo para que engrandezca y prospere aquello que bendecimos.

Por otro lado, una actitud de queja o maldición puede tener el efecto contrario. Si constantemente nos quejamos del dinero, por ejemplo, es probable que nuestra situación financiera no mejore, o incluso empeore. En cambio, cuando bendecimos nuestro dinero, lo estamos invitando a crecer y multiplicarse. Este principio se aplica a todos los aspectos de la vida: relaciones, salud, trabajo, y más.

Enseñando a bendecir a las nuevas generaciones

Bendecir es una práctica que deberíamos inculcar desde la infancia. Enseñar a los niños a bendecir su día, su clase, a sus compañeros, a sus maestros, la comida y el agua, les proporciona una herramienta poderosa para atraer el bien en sus vidas. Aunque al principio no comprendan completamente el poder de la bendición, esta práctica se convertirá en un hábito que los beneficiará a lo largo de su vida.

Ejemplos de bendición en la tradición religiosa

La Biblia ofrece numerosos ejemplos de bendiciones, siendo uno de los más conocidos el Salmo 103:1-2:

"Bendice, alma mía, a Dios, y bendiga todo mi ser su santo nombre. Bendice, alma mía, a Dios, y no olvides ninguno de sus beneficios."

Este versículo nos recuerda la importancia de bendecir y agradecer a Dios por todas las bendiciones que recibimos. La bendición aquí no solo es un acto de agradecimiento, sino también una forma de invitar más bondad y gracia a nuestras vidas.

La bendición de los alimentos

Un momento ideal para practicar la bendición es antes de cada comida. Tomarse un momento para bendecir y agradecer por los alimentos que vamos a consumir es una manera de conectarnos conscientemente con la comida y de expresar gratitud por los recursos que tenemos. Este pequeño acto de bendición puede transformar una comida cotidiana en un acto de gratitud y conciencia, fortaleciendo nuestro sentido de bienestar y conexión con la vida.

La bendición es una de las prácticas más sencillas y poderosas que podemos incorporar en nuestra vida diaria. No requiere de ceremonias elaboradas ni de una comprensión profunda de la teología; basta con una intención clara de decretar el bien y de invitar la prosperidad y el bienestar a nuestras vidas. Al bendecir, no solo transformamos nuestra realidad, sino que también creamos un ciclo de positividad que se multiplica y regresa a nosotros. Hacer de la bendición un estilo de vida es, sin duda, una de las decisiones más sabias y transformadoras que podemos tomar.

17. Perdón y desapego.

El perdón explicado por "Un Curso de Milagros"

El perdón es uno de los conceptos centrales en "Un Curso de Milagros" (UCDM). A lo largo del texto, se le presenta no sólo como un acto de generosidad o como un simple alivio de las ofensas recibidas, sino como una herramienta transformadora fundamental para el despertar espiritual. En "Un Curso de Milagros", el perdón se entiende de una manera radicalmente diferente a como lo hace la mayoría de las enseñanzas tradicionales.

El perdón como corrección de la percepción

En UCDM, el perdón no se trata simplemente de exonerar a alguien de una falta percibida. En lugar de eso, se describe como un cambio de percepción, donde se deja de ver a los demás a través del lente del ego, que siempre busca culpar, atacar o defenderse. El Curso enseña que el mundo que percibimos está basado en la proyección de nuestras propias ilusiones y miedos. De esta manera, cuando vemos error, culpa o pecado en otros, en realidad estamos viendo una proyección de nuestras propias creencias erróneas.

El perdón, entonces, es el proceso de corregir esa percepción equivocada. Al perdonar, reconocemos que la separación que percibimos entre nosotros y los demás es una ilusión. Comprendemos que no hay nada que realmente perdonar, porque nadie nos ha hecho daño en realidad; solo hemos interpretado las situaciones de manera incorrecta. Como se señala en el Curso: "El perdón, en cambio, es sereno y sosegado, y no hace nada. Simplemente observa, espera y no juzga".

El perdón como el camino hacia la paz interior

Otro aspecto crucial del perdón según UCDM es que es el camino hacia la paz interior. En lugar de aferrarnos a los resentimientos, que nos mantienen atrapados en el sufrimiento, el perdón nos libera. Cuando perdonamos, dejamos de identificarnos con el ego, que se alimenta de la separación y el conflicto, y nos alineamos con nuestra verdadera esencia, que es el amor y la unidad.

El Curso subraya que sólo a través del perdón podemos experimentar la verdadera paz. Esto se debe a que el perdón disuelve las barreras que hemos erigido contra el amor. Cuando estamos dispuestos a perdonar, abrimos nuestro corazón y nuestra mente a la experiencia de la unidad con todos los seres, lo que nos lleva a un estado de paz profunda.

El perdón como un regalo para uno mismo

Una de las enseñanzas más poderosas de UCDM es que el perdón no es un regalo que le damos a otra persona, sino a nosotros mismos. Al perdonar, nos liberamos de la prisión mental que hemos creado al aferrarnos a los resentimientos y las quejas. Cuando perdonamos, rompemos las cadenas que nos atan al pasado y nos impedimos experimentar el presente con total libertad y apertura.

El Curso enseña que, al perdonar, recordamos nuestra verdadera identidad como seres de amor y luz. El perdón es, en última instancia, un acto de autoconocimiento y autosanación. No se trata de excusar el comportamiento de otros, sino de liberar nuestra mente de las cadenas del juicio y el ataque.

El perdón y la expansión de la consciencia

Finalmente, el perdón según UCDM es un medio para expandir nuestra consciencia. A medida que practicamos el perdón, empezamos a ver más allá de las ilusiones del mundo y reconocemos la realidad del amor que subyace en todo. El perdón nos ayuda a trascender la percepción limitada del ego y nos permite experimentar la verdad espiritual: que todos somos uno y que el amor es lo único real.

En resumen, el perdón en "Un Curso de Milagros", es una práctica espiritual profunda que nos lleva a la sanación interior, la paz y la unidad. Es un acto de liberación personal que nos permite trascender las ilusiones del ego y experimentar la verdadera realidad del amor. A través del perdón, nos reconocemos a nosotros mismos y a los demás como lo que realmente somos: seres divinos y eternos, unidos en el amor incondicional.

Perdónate a ti mismo: Un camino hacia la liberación y la paz interior

Perdonarte a ti mismo es un acto de amor y compasión profunda, una liberación de las cadenas del pasado que nos permite vivir en el presente con una renovada esperanza y alegría. Este proceso, aunque a veces desafiante, es fundamental para alcanzar la paz interior y el crecimiento espiritual. La Biblia y muchos maestros espirituales a lo largo de la historia nos han enseñado la importancia del perdón, no solo hacia los demás, sino también hacia nosotros mismos.

El perdón explicado por la Biblia

La Biblia contiene numerosos pasajes que hablan sobre el perdón y la misericordia de Dios. Uno de los más poderosos se encuentra en 1 Juan 1:9:

"Si confesamos nuestros pecados, Dios, que es fiel y justo, nos los perdonará y nos limpiará de toda maldad."

Este versículo nos recuerda que el perdón divino está siempre disponible para nosotros. Reconocer nuestras faltas y pedir perdón es el primer paso para recibir la gracia de Dios. En el acto de perdonar, tanto a nosotros mismos como a los demás, nos alineamos con el amor incondicional de Dios, que es inmenso y eterno.

Otro pasaje significativo es en Efesios 4:32:

"Más bien, sean bondadosos y compasivos unos con otros, y perdónense mutuamente, así como Dios los perdonó a ustedes en Cristo."

Este versículo no solo nos enseña a perdonar a los demás, sino que también implica la necesidad de perdonarnos a nosotros mismos. Al recordar que Dios nos ha perdonado a través de Cristo, podemos liberarnos de la culpa y la vergüenza, sabiendo que somos dignos de amor y perdón.

Enseñanzas de los maestros espirituales

Además de las enseñanzas bíblicas, muchos maestros espirituales nos han guiado hacia la importancia del perdón personal:

El Buda enseñó sobre la impermanencia y la importancia de liberarnos del sufrimiento. Parte de este camino incluye el perdón, tanto hacia los demás como hacia nosotros mismos. Según sus enseñanzas, el resentimiento y la culpa son cargas que nos impiden alcanzar la iluminación. Al perdonarnos, dejamos ir estas cargas y avanzamos hacia la paz interior.

El poeta místico sufi Rumi nos invita a la autoaceptación y el perdón con sus palabras: *"Más allá de las ideas de hacer lo correcto o lo incorrecto, hay un campo. Te encontraré allí."*

Este campo es un lugar de amor incondicional y perdón, donde podemos liberarnos de nuestros juicios y errores.

El Dalai Lama nos recuerda que *"Si quieres que otros sean felices, practica la compasión. Si quieres ser feliz, practica la compasión."* Esta compasión debe comenzar con uno mismo. Al ser compasivos y perdonarnos, cultivamos una base sólida para el amor y la paz que podemos extender a los demás.

Perdonarte a ti mismo es un acto poderoso que puede transformar tu vida. Al hacerlo, te alineas con las enseñanzas de la Biblia y de grandes maestros espirituales que nos recuerdan la importancia del amor, la compasión y el perdón. Este camino no solo te lleva a la paz interior, sino que también te permite vivir con una mayor autenticidad y conexión con lo divino. Abraza el perdón personal y descubre la libertad y la alegría que trae consigo.

El perdón es el acto de liberar sentimientos de resentimiento, ira o deseo de venganza hacia alguien que nos ha causado daño. No significa justificar o olvidar la ofensa, sino liberarse del impacto emocional negativo.

La importancia de perdonar

El perdón es una de las prácticas más poderosas y transformadoras que podemos incorporar en nuestras vidas. A menudo, perdonar puede parecer un desafío, especialmente cuando hemos sido heridos profundamente. Sin embargo, el acto de perdonar no solo beneficia a la persona que es perdonada, sino que también libera a quien concede el perdón. A continuación, explicaremos la importancia del perdón desde tres perspectivas fundamentales: el bienestar emocional, la salud física y las relaciones saludables.

Bienestar emocional

El perdón tiene un impacto significativo en nuestro bienestar emocional. Cuando guardamos resentimiento o rencor, mantenemos viva la herida, lo que puede generar estrés, ansiedad y, en casos extremos, depresión. Estos sentimientos negativos no solo afectan nuestro estado de ánimo, sino que también pueden minar nuestra energía y nuestra capacidad para disfrutar de la vida. Al perdonar, liberamos el peso del resentimiento y permitimos que la paz interior regrese a nuestras vidas.

Perdonar no significa justificar o minimizar la ofensa, sino decidir conscientemente dejar de aferrarse al dolor y avanzar hacia una mayor paz emocional. Es un acto de autocuidado que nos permite sanar y dejar atrás el sufrimiento. Al liberar estos sentimientos negativos, abrimos espacio para emociones más positivas, como la compasión, la alegría y la gratitud, lo que nos lleva a un estado de bienestar más equilibrado y saludable.

Salud física

Los beneficios del perdón no se limitan al ámbito emocional; también tienen un impacto tangible en nuestra salud física. Estudios científicos han demostrado que el acto de perdonar puede mejorar la salud cardiovascular y reducir el riesgo de enfermedades relacionadas con el estrés, como la hipertensión y las enfermedades cardíacas. Cuando estamos atrapados en el resentimiento, nuestro cuerpo responde con un aumento de la presión arterial, la frecuencia cardíaca y los niveles de cortisol, la hormona del estrés. Estos efectos pueden, con el tiempo, contribuir a problemas de salud graves.

Por otro lado, cuando decidimos perdonar, nuestro cuerpo experimenta una respuesta fisiológica opuesta: la relajación. Los niveles de cortisol disminuyen, la presión arterial se estabiliza y el sistema inmunológico se fortalece. Esto no solo mejora nuestra salud en el presente, sino que también reduce el riesgo de enfermedades a largo plazo. Perdonar, en este sentido, es una medicina poderosa que promueve la longevidad y una mejor calidad de vida.

Relaciones Saludables

El perdón es también un componente esencial para mantener relaciones saludables y duraderas. Todos cometemos errores, y es inevitable que en algún momento lastimemos o seamos lastimados por otros. Sin embargo, la capacidad de perdonar puede ser la diferencia entre una relación rota y una que se fortalece a través de la adversidad.

Al perdonar, abrimos la puerta a una comunicación más abierta y honesta. Esto no solo ayuda a sanar las heridas, sino que también permite una mayor comprensión mutua. Las relaciones basadas en el perdón tienden a ser más resistentes, ya que ambas partes aprenden a manejar los conflictos de manera constructiva. Además, el perdón fomenta la empatía, lo que ayuda a crear conexiones más profundas y significativas con los demás.

El perdón es un regalo que nos damos a nosotros mismos. Nos libera del dolor emocional, mejora nuestra salud física y fortalece nuestras relaciones. Aunque perdonar puede ser difícil, los beneficios que aporta superan con creces el esfuerzo que requiere. Al practicar el perdón, no solo sanamos nuestras heridas, sino que también cultivamos una vida más plena, saludable y conectada. En última instancia, el perdón es un camino hacia la libertad y la paz interior, una decisión consciente de vivir con el corazón abierto y sin las cadenas del rencor.

Prácticas del perdón

Perdón hacia uno mismo

Practicar el perdón hacia uno mismo es un acto de amor propio esencial para el bienestar emocional y la sanación personal. Muchas veces, somos nuestros peores críticos, cargando con culpas y arrepentimientos que nos impiden avanzar. Aprender a perdonarnos es clave para liberarnos de este peso y vivir una vida más plena y equilibrada. A continuación, te presento dos ejercicios poderosos que pueden ayudarte a cultivar el perdón hacia ti mismo: el diario de reflexión y las afirmaciones positivas.

Diario de reflexión: un camino hacia la autocompasión

El primer paso para practicar el perdón hacia uno mismo es la auto-reflexión. Escribir en un diario es una herramienta efectiva para explorar tus pensamientos y emociones en torno a tus errores y fracasos. Este ejercicio no solo te permite reconocer lo que ha sucedido, sino también procesarlo de una manera que favorezca la auto-compasión y el crecimiento personal.

Comienza escribiendo sobre un error o una situación en la que sientas que fallaste. No te censures; permite que tus sentimientos fluyan libremente sobre el papel. Pregúntate: ¿Qué aprendí de esta experiencia? ¿Cómo puedo usar esta lección para mejorar en el futuro? Reconocer las lecciones aprendidas es un paso crucial para cambiar la perspectiva sobre tus errores, viéndolos no como fracasos, sino como oportunidades de crecimiento.

Después de reflexionar, escribe una carta de perdón a ti mismo. En esta carta, reconoce tus esfuerzos, tus intenciones y la humanidad de cometer errores. Escribe con la misma compasión y amabilidad que tendrías si estuvieras consolando a un amigo querido. Expresa que te perdonas por lo que sucedió y que te das permiso para dejarlo ir. Una vez que hayas terminado la carta, puedes optar por quemarla, simbolizando así la liberación de la culpa y el inicio de un nuevo capítulo. Al ver cómo las llamas consumen el papel, visualiza cómo también se disuelven tus sentimientos de culpa y vergüenza, dejando espacio para la paz interior.

Afirmaciones positivas: reprogramando la mente

Las afirmaciones positivas son declaraciones que, repetidas con regularidad, pueden ayudar a reprogramar la mente y transformar pensamientos negativos en creencias empoderadoras. Cuando se trata de perdonarnos a nosotros mismos, las afirmaciones nos recuerdan que merecemos amor y compasión, incluso frente a nuestros errores.

Para comenzar, elige o crea afirmaciones que resuenen contigo. Algunas opciones podrían ser: "Me perdono y me libero de mis errores pasados" o "Merezco amor y compasión tal como soy." Repite estas afirmaciones cada día, preferiblemente al despertar y antes de dormir, cuando la mente está más receptiva. Puedes hacerlo frente a un espejo, mirándote a los ojos mientras dices las palabras, lo que refuerza el mensaje de aceptación.

La clave de las afirmaciones es la repetición y la creencia. Aunque al principio puedan parecer forzadas o poco creíbles, con el tiempo y la práctica, estas afirmaciones pueden penetrar en tu subconsciente, ayudando a transformar la autocrítica en auto-compasión.

Practicar el perdón hacia uno mismo no es un proceso que ocurra de la noche a la mañana, sino una disciplina diaria que nos libera de las cadenas del pasado. A través del diario de reflexión y las afirmaciones positivas, podemos empezar a sanar nuestras heridas emocionales, liberarnos de la culpa y cultivar un sentido más profundo de amor propio. Al perdonarnos, nos damos el permiso para avanzar, crecer y vivir con un corazón más ligero y una mente más en paz. Recuerda, todos cometemos errores, y todos merecemos perdonarnos a nosotros mismos.

Perdón hacia los demás

Perdonar a los demás es un acto profundamente liberador que puede transformar nuestra vida emocional y nuestras relaciones. Aunque el perdón no siempre es fácil, las prácticas como la carta de perdón, la visualización guiada y la meditación del perdón pueden ayudarnos a soltar el resentimiento y avanzar hacia una mayor paz interior.

Carta de perdón

Una de las formas más efectivas de comenzar a perdonar es escribir una carta a la persona que te ha herido. En esta carta, expresa tus sentimientos de manera honesta y abierta, reconociendo el dolor que te causaron, pero también tu decisión de perdonar. No es necesario enviar la carta; el simple acto de escribirla puede ser liberador. Al poner tus pensamientos en papel, comienzas a procesar las emociones que te atan al pasado y das un primer paso hacia la liberación emocional.

Visualización guiada

La visualización guiada es otra herramienta poderosa para practicar el perdón. Imagina una situación en la que perdonas a la persona que te causó daño. Visualiza la interacción, cómo se siente dejar ir el resentimiento, y cómo mejora tu vida tras este acto de perdón. Al visualizar estos momentos de sanación, entrenas tu mente para aceptar el perdón como una realidad, lo que facilita el proceso en la vida real.

Meditación del perdón

Finalmente, la meditación del perdón es una práctica que te permite conectar con los sentimientos de compasión y liberación. Durante esta meditación, enfócate en la persona que necesitas perdonar, enviándole pensamientos de paz y liberación, mientras también permites que estos sentimientos fluyan hacia ti. La meditación ayuda a suavizar los sentimientos de rencor y a abrir el corazón, facilitando un perdón genuino.

Perdonar a los demás no es solo un regalo que les damos, sino un regalo que nos damos a nosotros mismos. A través de la carta de perdón, la visualización guiada y la meditación del perdón, podemos liberarnos del peso del resentimiento y avanzar hacia una vida más ligera y llena de paz.

El desapego

El desapego es un concepto profundo y transformador que tiene raíces en diversas tradiciones filosóficas y espirituales. Se refiere a la capacidad de soltar la dependencia emocional hacia personas, cosas o situaciones, lo cual puede ser una fuente significativa de sufrimiento. Aunque el apego a lo que valoramos puede parecer natural, a menudo genera ansiedad, frustración y dolor cuando nuestras expectativas no se cumplen. Practicar el desapego no significa renunciar a las relaciones o a las experiencias, sino cultivar una actitud de aceptación y libertad interior.

Entendiendo el apego

El apego se manifiesta cuando nos aferramos emocionalmente a algo o alguien con la creencia de que nos proporciona seguridad, felicidad o identidad. Este apego puede ser hacia objetos materiales, relaciones, expectativas, o incluso ideas. Sin embargo, esta dependencia puede llevarnos a experimentar miedo y ansiedad. Por ejemplo, cuando estamos profundamente apegados a una relación, la posibilidad de perder a esa persona puede crear un miedo paralizante. Del mismo modo, aferrarnos a posesiones materiales puede generar una constante insatisfacción, ya que siempre queremos más o tememos perder lo que tenemos.

El sufrimiento del apego

El sufrimiento relacionado con el apego surge porque vivimos en un mundo en constante cambio. Las personas cambian, las circunstancias se transforman, y las cosas materiales eventualmente se desgastan o se pierden. Cuando nos apegamos a algo con la expectativa de que nos brinde una felicidad duradera, inevitablemente enfrentamos la desilusión y el dolor cuando esa expectativa no se cumple. Además, el apego nos limita, creando una dependencia que puede impedirnos disfrutar de la vida con libertad y plenitud.

Practicar el desapego

El desapego no significa indiferencia ni frialdad emocional. Se trata más bien de encontrar un equilibrio emocional en el que podamos disfrutar de las cosas y las relaciones sin ser dominados por el miedo a perderlas. Implica aceptar la impermanencia de la vida y reconocer que la verdadera paz y felicidad provienen de nuestro interior, no de fuentes externas.

Una manera de practicar el desapego es mediante la "meditación" y la "atención plena". Estas prácticas nos enseñan a observar nuestros pensamientos y emociones sin identificarnos con ellos, lo cual nos permite tomar distancia de nuestras reacciones automáticas. También es útil practicar la "gratitud", enfocándonos en lo que tenemos en lugar de lo que tememos perder. Al hacerlo, aprendemos a valorar las experiencias y relaciones por lo que son en el momento presente, sin exigirles más de lo que pueden ofrecer.

Beneficios del desapego

El desapego nos libera de la carga emocional de la dependencia y el miedo, permitiéndonos vivir de manera más plena y auténtica. Nos da la libertad de amar sin expectativas desmesuradas, de disfrutar sin aferrarnos, y de actuar sin la constante preocupación por el resultado. Al practicar el desapego, encontramos una paz interior que no está condicionada por circunstancias externas, lo que nos permite enfrentar los desafíos de la vida con mayor resiliencia y ecuanimidad.

El desapego es una herramienta poderosa para reducir el sufrimiento y alcanzar una mayor paz interior. Al aprender a soltar nuestras ataduras emocionales y a aceptar la impermanencia de la vida, nos abrimos a una existencia más libre, plena y equilibrada. En lugar de vivir en constante ansiedad por lo que podemos perder, podemos disfrutar de cada momento tal como es, con una mente y un corazón liberados de las cadenas del apego.

El apego, aunque natural, puede ser una fuente significativa de sufrimiento debido a su relación con la impermanencia, las expectativas poco realistas, la dependencia de la identidad, el miedo a la pérdida, el deseo de control, y la búsqueda constante de satisfacción externa. Cultivar una actitud de desapego saludable, que permita apreciar y disfrutar sin aferrarse rígidamente a lo que valoramos, puede ayudar a encontrar una mayor paz interior y satisfacción duradera. La práctica del desapego no significa renunciar a todo lo que amamos, sino reconocer que la verdadera paz y felicidad provienen de una conexión más profunda con nuestro propio ser y de la aceptación de la naturaleza cambiante de la vida.

El desapego es la capacidad de soltar el control, expectativas y la necesidad de resultados específicos, aceptando la realidad tal como es.

Uno de los libros más conocidos sobre el tema del desapego es "<u>El arte de soltar: Guía práctica para el desapego</u>" de *David R. Hawkins*.

"El arte de soltar: Guía práctica para el desapego"

"El arte de soltar"de David R. Hawkins es una guía práctica y profunda sobre cómo liberarse del apego emocional y mental que nos mantiene atados al sufrimiento y al malestar. El libro se enfoca en el proceso de desapego, que es esencial para alcanzar la paz interior, la libertad emocional y un mayor entendimiento espiritual.

Concepto de desapego

Hawkins define el desapego como la capacidad de soltar nuestros apegos a personas, cosas, ideas y emociones que nos mantienen atrapados en patrones de sufrimiento. Según el autor, el apego es la fuente principal de dolor en la vida, ya que nos lleva a identificar nuestra felicidad y bienestar con cosas externas, que son inconstantes y temporales.

El desapego no significa desinterés o indiferencia; más bien, implica una liberación de la necesidad de controlar, poseer o aferrarse a algo o a alguien. Hawkins subraya que el desapego es un acto de amor hacia uno mismo, que permite experimentar la vida con mayor libertad y autenticidad.

Proceso de desapego

El libro describe un proceso práctico para desapegarse, basado en el autoconocimiento, la aceptación y la rendición. Hawkins nos guía a través de varios pasos para soltar los apegos:

1. Reconocimiento : El primer paso es reconocer y aceptar que estamos apegados a algo. Esto requiere un nivel de honestidad personal y autoobservación.

2. Entendimiento : Comprender por qué estamos apegados. Esto puede incluir explorar nuestras creencias, miedos y expectativas relacionadas con el objeto del apego.

3. Aceptación : Aceptar la situación tal como es, sin intentar cambiarla o controlarla. La aceptación nos permite ver las cosas con claridad y reduce la resistencia interna.

4. Rendición : Soltar el apego, lo que significa dejar de resistirse y permitir que las cosas fluyan de manera natural. La rendición es un acto de confianza en la vida y en uno mismo.

5. Práctica Diaria : El desapego es un proceso continuo y se debe practicar a diario. Hawkins sugiere la meditación y la auto-reflexión como herramientas para cultivar el desapego.

Beneficios del desapego

Hawkins destaca que el desapego lleva a una vida más plena y satisfactoria. Al soltar nuestros apegos, nos liberamos del miedo, la ansiedad y el estrés, y nos abrimos a la paz, la alegría y el amor incondicional. El desapego nos permite vivir en el presente, sin estar atrapados en el pasado o preocupados por el futuro.

Además, el desapego fomenta relaciones más saludables y auténticas, ya que dejamos de intentar controlar a los demás y empezamos a relacionarnos desde un lugar de amor y libertad. También nos permite conectarnos con nuestro verdadero ser, más allá del ego y las limitaciones autoimpuestas.

"El arte de soltar" es un libro valioso para cualquiera que busque liberarse de las cargas emocionales y mentales que nos impiden vivir con plenitud. David R. Hawkins ofrece un enfoque práctico y espiritual para el desapego, mostrando que soltar no es una pérdida, sino una ganancia que nos lleva a una vida más libre y auténtica.

El perdón y el desapego son herramientas poderosas para liberar el resentimiento y encontrar la paz interior. Practicar el perdón, tanto hacia uno mismo como hacia los demás, permite sanar heridas emocionales y mejorar las relaciones. El desapego, por otro lado, ayuda a soltar el control y las expectativas, promoviendo una vida más equilibrada y serena. Integrar estas prácticas en la vida diaria puede transformar profundamente tu bienestar emocional y mental.

18. Superar el miedo

El miedo es una emoción básica y universal que experimentamos como respuesta a una amenaza o peligro percibido. Es una reacción instintiva que nos ha ayudado a sobrevivir a lo largo de la evolución humana. El miedo puede ser desencadenado por situaciones reales o imaginarias y puede variar en intensidad desde una leve preocupación hasta un pánico paralizante.

El miedo explicado por "Un Curso de Milagros"

En "Un Curso de Milagros" (UCDM), el miedo es uno de los conceptos centrales que se exploran en relación con el ego y la separación. El Curso enseña que el miedo es una construcción de la mente egoica, un estado ilusorio que surge cuando nos identificamos con el cuerpo y con la separación en lugar de reconocer nuestra verdadera esencia espiritual. El miedo, según UCDM, no es real, pero tiene un poder limitante sobre nuestra percepción y nuestra experiencia de vida si no lo abordamos con la verdad del amor.

Origen del miedo: la creencia en la separación

El Curso explica que el miedo nace de la creencia en la separación de Dios, de los demás y de nuestra verdadera identidad. Según UCDM, en nuestro estado original, somos uno con Dios y con todo lo que existe. Sin embargo, cuando surge la idea de separación, la mente entra en un estado de confusión y miedo. Este miedo es la base de todas las emociones negativas y es la fuerza que mantiene viva la ilusión de un yo separado, es decir, el ego.

El ego, que es una construcción mental basada en la creencia de que somos seres separados y limitados, utiliza el miedo para mantener su dominio sobre nuestra mente. El miedo al castigo, al rechazo, al sufrimiento y, en última instancia, a la muerte, son todas manifestaciones del miedo primordial que surge de la creencia en la separación.

El miedo como ilusión

Uno de los principios fundamentales de UCDM es que el miedo es una ilusión. Aunque parece muy real y tangible, el miedo es simplemente una distorsión de la mente que no tiene ninguna base en la realidad. La verdadera realidad, según el Curso, es el amor, que es eterno, inmutable y omnipresente. El miedo, por lo tanto, es una negación del amor y una afirmación de lo que no existe.

El Curso enseña que podemos elegir entre dos maestros en nuestra vida: el ego, que enseña el miedo, y el Espíritu Santo, que enseña el amor. A medida que tomamos conciencia de esta elección, podemos optar por abandonar las creencias basadas en el miedo y reemplazarlas con la verdad del amor.

Superación del miedo: el perdón y el amor

La superación del miedo en UCDM se logra a través del perdón y el amor. El perdón, según el Curso, es la herramienta que nos permite liberar las percepciones erróneas y las creencias que sustentan el miedo. Al perdonar, reconocemos que el miedo no tiene poder sobre nosotros y que es solo una proyección de nuestras propias ilusiones.

El amor es la respuesta a todo miedo. Cuando elegimos el amor en lugar del miedo, comenzamos a ver el mundo y a nosotros mismos de manera diferente. El amor nos devuelve a nuestra verdadera esencia, nos conecta con los demás y nos libera del control del ego. En última instancia, el amor es lo único real y, al experimentarlo plenamente, el miedo se disuelve.

En "Un Curso de Milagros", el miedo es comprendido como una ilusión creada por el ego para mantenernos separados de nuestra verdadera identidad como seres de amor y luz. Sin embargo, a través del perdón y la elección consciente del amor, podemos trascender el miedo y regresar a la paz y la unidad con Dios. Al reconocer que el miedo no es real, nos liberamos de sus limitaciones y comenzamos a vivir desde una perspectiva de amor, compasión y comprensión.

Diferentes tipos de miedo

El miedo es una emoción natural y universal que todos experimentamos en algún momento de nuestras vidas. Puede protegernos de peligros reales, pero también puede limitarnos y afectar negativamente nuestra calidad de vida cuando no está bien gestionado. Existen diferentes tipos de miedo, cada uno con sus propias características y efectos. A continuación, exploraremos cuatro tipos principales de miedo: el miedo real, el miedo imaginario, las fobias y la ansiedad.

1. Miedo real

El miedo real surge en respuesta a una amenaza concreta y tangible. Este tipo de miedo es una reacción instintiva que ha sido crucial para la supervivencia de la humanidad a lo largo de la historia. Por ejemplo, si te encuentras frente a un animal peligroso como un león, tu cuerpo responde con una oleada de adrenalina que te prepara para huir o defenderte. Este tipo de miedo es adaptativo y funcional, ya que te alerta sobre un peligro inmediato y te impulsa a tomar acciones que pueden salvar tu vida.

Otro ejemplo de miedo real podría ser estar en una situación de emergencia, como un incendio. En ese caso, el miedo te hace actuar rápidamente para ponerte a salvo, buscar ayuda o ayudar a otros a escapar del peligro. Aunque el miedo real puede ser aterrador, es importante porque nos mantiene alerta y preparados para enfrentar situaciones críticas.

2. Miedo imaginario

El miedo imaginario, por otro lado, no está basado en una amenaza concreta presente en el momento. En lugar de eso, proviene de pensamientos y anticipaciones sobre posibles peligros que podrían suceder en el futuro. Este tipo de miedo a menudo surge de nuestra imaginación, y aunque puede sentirse tan real como el miedo frente a un peligro tangible, no tiene una base en la realidad inmediata.

Un ejemplo común de miedo imaginario es preocuparse constantemente por el futuro, como temer no poder pagar las cuentas o fracasar en un proyecto importante. Estos miedos pueden consumir gran parte de nuestra energía mental y emocional, impidiéndonos disfrutar del presente y tomar decisiones claras. A menudo, el miedo imaginario es desproporcionado en relación con la probabilidad de que esos escenarios catastróficos realmente ocurran. Aprender a identificar y gestionar este tipo de miedo es crucial para reducir el estrés y vivir una vida más equilibrada.

3. Fobias

Las fobias son miedos intensos e irracionales hacia objetos, situaciones o actividades específicas. A diferencia del miedo real o imaginario, las fobias son persistentes y pueden ser incapacitantes. Las personas que sufren de fobias a menudo reconocen que su miedo es irracional, pero aun así, no pueden controlarlo. Este tipo de miedo puede desencadenarse por estímulos que no representan un peligro real, pero que provocan una reacción de pánico.

Por ejemplo, una persona con claustrofobia, el miedo a los espacios cerrados, puede sentir un terror abrumador al estar en un ascensor, incluso si no hay ninguna razón lógica para creer que están en peligro. Del mismo modo, alguien con aracnofobia, el miedo a las arañas, puede experimentar una respuesta extrema ante la visión de una pequeña araña, independientemente de que sea inofensiva.

Las fobias pueden limitar gravemente la vida de una persona, impidiéndole realizar actividades cotidianas o disfrutar de experiencias que, de otro modo, serían placenteras. El tratamiento de las fobias generalmente implica terapia cognitivo-conductual, que ayuda a las personas a enfrentar gradualmente sus miedos y a reducir la intensidad de su respuesta emocional.

4. Ansiedad

La ansiedad es un estado de miedo o preocupación constante que no siempre está ligado a una amenaza específica. A diferencia de las fobias, que se desencadenan por estímulos particulares, la ansiedad es más difusa y puede manifestarse como una sensación general de inquietud, tensión o malestar. Las personas que sufren de ansiedad a menudo se sienten atrapadas en un ciclo de preocupación que afecta su bienestar y calidad de vida.

Un ejemplo de ansiedad podría ser la preocupación constante por la salud, donde una persona se siente inquieta todo el tiempo, temiendo que algo malo le suceda, aunque no haya signos concretos de enfermedad. La ansiedad puede interferir con el sueño, la concentración y las relaciones personales, y si no se aborda, puede llevar a trastornos más graves, como el trastorno de ansiedad generalizada o el trastorno de pánico.

Para manejar la ansiedad, es fundamental desarrollar habilidades de afrontamiento, como la meditación, la respiración profunda o la terapia cognitivo-conductual, que pueden ayudar a reducir los niveles de ansiedad y mejorar la calidad de vida.

El miedo es una emoción multifacética que puede manifestarse de diferentes maneras, desde respuestas instintivas a peligros reales hasta preocupaciones imaginarias o miedos irracionales e intensos como las fobias. Comprender estos diferentes tipos de miedo es el primer paso para aprender a manejarlos de manera efectiva. Al abordar el miedo real con precaución, desactivar el miedo imaginario con lógica, tratar las fobias con terapia y gestionar la ansiedad con técnicas de relajación, podemos vivir una vida más equilibrada y menos dominada por el miedo.

¿Cómo podemos superar el miedo?

Superar el miedo es un proceso que requiere autoconocimiento, paciencia y la aplicación de estrategias efectivas. El miedo es una emoción natural, y todos lo experimentamos en algún momento. Sin embargo, cuando el miedo comienza a limitar nuestra vida, es fundamental aprender a manejarlo para recuperar el control. A continuación, se presentan varias estrategias para enfrentar y superar el miedo, desglosadas paso a paso.

1. Reconocimiento y aceptación

El primer paso para superar el miedo es reconocerlo y aceptarlo. Muchas veces, intentamos ignorar o reprimir el miedo, lo que solo lo intensifica. Reconocer que sientes miedo te permite entender mejor su origen y cómo está afectando tu vida. Por ejemplo, si sientes miedo antes de hablar en público, reconoce ese sentimiento sin juzgarte. Es importante aceptar que el miedo es una respuesta natural del cuerpo y la mente, diseñada para protegernos. Al aceptar el miedo, puedes comenzar a enfrentarlo con una actitud más tranquila y racional.

2. Educación e información

La educación es una herramienta poderosa para reducir el miedo. Muchas veces, el miedo se alimenta de la incertidumbre y la falta de información. Al aprender más sobre lo que te causa miedo, puedes desactivar gran parte de su poder. Por ejemplo, si tienes miedo a volar, aprender sobre cómo funcionan los aviones y los altos estándares de seguridad aérea puede ayudarte a sentirte más seguro. Además, adquirir habilidades relacionadas con tu miedo, como aprender primeros auxilios si temes emergencias médicas, te proporciona una mayor sensación de control y confianza.

3. Exposición gradual

La exposición gradual es una técnica efectiva para desensibilizarte frente a lo que temes. Consiste en enfrentar tu miedo en pequeñas dosis, comenzando con situaciones menos intimidantes y avanzando hacia las más desafiantes. Por ejemplo, si tienes miedo a hablar en público, podrías empezar hablando frente a un amigo cercano, luego en un pequeño grupo, y finalmente en una audiencia más grande. Esta técnica se basa en la repetición y la familiarización; con el tiempo, la respuesta de miedo se reduce a medida que te acostumbras a la situación.

4. Técnicas de relajación

Las técnicas de relajación, como la respiración profunda y la meditación, son esenciales para manejar el miedo y la ansiedad. La respiración profunda ayuda a calmar el sistema nervioso, lo que puede reducir los síntomas físicos del miedo, como la taquicardia o la tensión muscular. Practicar la meditación y la atención plena también te permite enfocarte en el presente, reduciendo los pensamientos ansiosos sobre el futuro. Estas técnicas te ayudan a mantener la calma y a responder de manera más efectiva cuando enfrentas situaciones que te generan miedo.

5. Reestructuración cognitiva

La reestructuración cognitiva implica identificar y desafiar los pensamientos negativos o irracionales que alimentan tu miedo. A menudo, nuestro miedo se basa en suposiciones o creencias que no son completamente ciertas. Por ejemplo, si piensas: "Si hablo en público, me voy a equivocar y todos se reirán de mí", puedes desafiar este pensamiento preguntándote: "¿Realmente es probable que eso suceda?" y reemplazarlo con un pensamiento más positivo, como: "Puedo cometer un error, pero eso no define mi capacidad para comunicarme bien". También es crucial distinguir entre lo que es una amenaza real y lo que es producto de tu imaginación. Enfocarte en los hechos y en lo que puedes controlar te ayudará a gestionar mejor el miedo.

6. Apoyo social

El apoyo social es vital para enfrentar y superar el miedo. Hablar sobre tus miedos con amigos, familiares o un terapeuta puede ofrecer alivio y nuevas perspectivas. Compartir tus sentimientos no solo te permite desahogarte, sino que también puede ayudarte a obtener consejos útiles o simplemente sentirte comprendido. Participar en grupos de apoyo también es beneficioso, ya que te conecta con personas que enfrentan desafíos similares, proporcionando un sentido de comunidad y comprensión.

7. Acción y valentía

Finalmente, actuar a pesar del miedo es una de las maneras más efectivas de superarlo. Cada pequeño paso que das hacia enfrentar tu miedo te fortalece y reduce su poder sobre ti. Por ejemplo, si temes hablar en público, empezar con una pequeña presentación puede ser un gran paso hacia la superación de ese miedo. Reflexionar sobre tus experiencias pasadas también es útil; recuerda momentos en los que has superado el miedo con éxito y usa esos aprendizajes para construir confianza en tu capacidad para enfrentar futuros desafíos.

El miedo es una emoción natural y, en muchas ocasiones, útil. Sin embargo, cuando se vuelve debilitante, es crucial abordarlo con estrategias efectivas. Al reconocer y aceptar el miedo, educarte sobre sus causas, exponerse gradualmente, practicar técnicas de relajación, reestructurar tus pensamientos, buscar apoyo y actuar con valentía, puedes transformar tu relación con el miedo y avanzar hacia una vida más libre y plena.

Superar el miedo no es un proceso instantáneo, pero con el reconocimiento adecuado, la educación, la exposición gradual, las técnicas de relajación, la reestructuración cognitiva, el apoyo social y la acción valiente, es posible liberarse de sus limitaciones y vivir una vida más plena y equilibrada. El miedo puede ser un maestro poderoso, pero no tiene que ser un obstáculo insuperable.

19. Alejate de personas tóxicas

Alejarse de personas tóxicas es una de las decisiones más importantes que podemos tomar para proteger nuestra salud mental y emocional. Una persona tóxica es alguien que, a través de su comportamiento, tiene un impacto negativo constante en el bienestar de quienes la rodean. Identificar y distanciarse de estas personas es esencial para vivir una vida más equilibrada y saludable.

Características de una persona tóxica

Las personas tóxicas pueden exhibir una variedad de comportamientos que son perjudiciales para los demás. Estos son algunos de los patrones más comunes:

1. Manipulación : Las personas tóxicas a menudo utilizan tácticas manipuladoras para conseguir lo que quieren. Pueden hacerte sentir culpable, menospreciarte o distorsionar la realidad para controlar la situación a su favor. Esta manipulación puede ser sutil, pero con el tiempo, erosiona tu autoestima y te deja sintiéndote confundido y desorientado.

2. Negatividad constante : Una persona tóxica suele ver el mundo a través de un lente pesimista. Siempre encuentra algo negativo en cada situación y rara vez reconoce lo positivo. Esta actitud no solo agota emocionalmente a quienes la rodean, sino que también puede afectar tu perspectiva, haciéndote sentir más ansioso o deprimido.

3. Crítica destructiva : A diferencia de la crítica constructiva, que busca mejorar y apoyar, la crítica destructiva tiene como objetivo derribar y humillar. Las personas tóxicas critican constantemente a los demás, a menudo de manera hiriente y sin fundamento, lo que mina la confianza y genera inseguridad en quienes la reciben.

4. Falta de empatía : Las personas tóxicas suelen carecer de empatía. No se interesan genuinamente por los sentimientos de los demás y pueden actuar de manera insensible o egoísta. Esta falta de empatía hace que las interacciones con ellos sean emocionalmente agotadoras, ya que no ofrecen el apoyo emocional que se espera en una relación saludable.

5. Drama constante : Las personas tóxicas tienden a generar conflictos y drama a su alrededor. Pueden crear problemas donde no los hay, exagerar situaciones menores o iniciar discusiones sin motivo aparente. Este comportamiento provoca un ambiente de tensión y estrés constante, afectando la paz mental de quienes están cerca.

El impacto de las personas tóxicas en tu vida

La presencia de una persona tóxica en tu vida puede tener efectos devastadores en tu bienestar emocional y mental. Estas personas pueden drenar tu energía, hacerte dudar de ti mismo y afectar negativamente tu autoestima. A largo plazo, estar rodeado de toxicidad puede llevar a problemas más graves, como ansiedad, depresión y una sensación general de insatisfacción con la vida.

Además, la toxicidad puede ser contagiosa. Si pasas demasiado tiempo con personas tóxicas, es posible que comiences a adoptar sus patrones de pensamiento negativos, afectando tus relaciones con otras personas y tu capacidad para disfrutar de la vida.

Cómo alejarte de las personas tóxicas

Alejarse de personas tóxicas es un acto de autocuidado y amor propio. Aquí hay algunas estrategias para hacerlo de manera efectiva:

1. Establece límites claros : Define lo que estás dispuesto a aceptar y lo que no en tu relación con la persona tóxica. Establecer límites claros te protege de ser manipulado o maltratado.

2. Reduce el contacto : Si es posible, limita tu interacción con la persona tóxica. Esto puede implicar pasar menos tiempo con ellos o comunicarte con menos frecuencia.

3. Rodéate de gente positiva : Busca el apoyo de personas que te hagan sentir valorado, apoyado y comprendido. Estas relaciones saludables te ayudarán a mantener un estado emocional equilibrado.

4. No te sientas culpable : Recuerda que priorizar tu bienestar no es egoísta. Es necesario alejarte de la negatividad para cuidar de tu salud mental.

Alejarse de personas tóxicas es crucial para preservar tu bienestar emocional y mental. Identificar estos comportamientos y tomar medidas para distanciarte puede ser difícil, pero es un paso esencial hacia una vida más saludable y equilibrada. Al rodearte de personas que te apoyan y te valoran, crearás un entorno positivo que te permitirá crecer y prosperar.

Establecer límites con personas tóxicas

Establecer límites con personas tóxicas es crucial para proteger tu bienestar emocional y mantener relaciones saludables. Las personas tóxicas son aquellas que consistentemente drenan tu energía, afectan tu autoestima y generan malestar. Para manejar estas relaciones de manera efectiva, es fundamental identificar a estas personas, comunicar tus límites de manera clara y, en algunos casos, tomar distancia emocional y física.

Identificación de personas tóxicas

El primer paso para establecer límites es reconocer quién en tu vida está afectando negativamente tu bienestar. Estas personas suelen tener un impacto desproporcionado en tus emociones y pueden manifestar comportamientos como manipulación, negatividad constante, o crítica destructiva. Al identificar a estas personas, puedes enfocarte en desarrollar estrategias para protegerte de su influencia dañina.

Comunicación asertiva

Una vez identificadas las personas tóxicas, es esencial comunicar tus necesidades y límites de manera asertiva. Usa declaraciones en primera persona para expresar cómo te afectan sus comportamientos. Por ejemplo, puedes decir: "Me siento incómodo cuando haces comentarios negativos sobre mi trabajo. Necesito que eso no ocurra más." Mantén la calma y evita confrontaciones agresivas. La asertividad te permite expresar tus sentimientos y necesidades sin atacar o culpar al otro, lo que facilita una conversación constructiva.

Distancia emocional y física

En algunos casos, puede ser necesario tomar distancia emocional o física para proteger tu bienestar. La distancia emocional implica establecer barreras psicológicas para no permitir que la toxicidad de la otra persona afecte tu estado emocional. Esto puede incluir limitar la cantidad de tiempo que pasas pensando en ellos o en sus acciones.

La distancia física puede ser necesaria si el comportamiento tóxico persiste a pesar de tus esfuerzos por establecer límites. Reducir el contacto o incluso cortar la relación puede ser la mejor manera de preservar tu salud mental. No sientas culpa por tomar estas medidas; priorizar tu bienestar es fundamental para vivir una vida equilibrada y feliz.

Establecer límites con personas tóxicas es un acto de autocuidado que requiere conciencia, asertividad y, a veces, distancia. Al identificar a las personas que te afectan negativamente, comunicar tus necesidades claramente y tomar distancia cuando sea necesario, puedes protegerte del impacto emocional dañino y mantener relaciones más saludables y equilibradas.

20. Hobby y creatividad

Cómo explorar nuevas pasiones y expresarte libremente.

La importancia de los hobbies

Los hobbies no son simplemente pasatiempos; son una parte esencial del bienestar mental y emocional. Participar en actividades que disfrutamos nos permite desconectar de las preocupaciones diarias, liberar el estrés acumulado y reconectarnos con nuestro ser interior. Cuando estamos inmersos en un hobby, entramos en un estado de flujo donde el tiempo parece detenerse, y nos encontramos completamente absorbidos en el presente. Este estado es sumamente beneficioso para nuestra salud mental, ya que nos ayuda a desviar nuestra mente de pensamientos negativos y enfocar nuestra energía en algo positivo y constructivo.

Explorando nuevos hobbies

Para aquellos que no tienen un hobby claro o están buscando algo nuevo para explorar, la búsqueda de un hobby puede ser una experiencia emocionante. Aquí hay algunos pasos para comenzar:

1. Reflexiona sobre tus intereses : Comienza haciendo una lista de cosas que te gustan o te han llamado la atención. Esto puede incluir temas que te intriguen, habilidades que te gustaría desarrollar o actividades que siempre has querido probar. Pregúntate: ¿Qué me entusiasma? ¿Qué me hace sentir curiosidad? ¿Qué me hace perder la noción del tiempo?

2. Investiga y experimenta : Una vez que tengas algunas ideas, investiga más sobre esos hobbies. Lee sobre ellos, mira videos o únete a grupos en línea donde puedas aprender más. Pero lo más importante es experimentar. No tengas miedo de probar diferentes actividades hasta

encontrar la que resuene contigo. Es posible que descubras que algo que nunca habías considerado se convierte en tu nueva pasión.

3. Empieza pequeño : No necesitas comprometerte de inmediato. Comienza con algo simple y fácil de manejar. Si te interesa la jardinería, por ejemplo, comienza con una planta en maceta antes de crear un jardín completo. Si te atrae la pintura, empieza con un pequeño set de acuarelas antes de invertir en materiales más caros.

4. Encuentra comunidades : Muchos hobbies tienen comunidades activas que puedes encontrar en línea o en tu localidad. Unirte a un grupo no solo te proporciona apoyo y motivación, sino que también te da la oportunidad de aprender de otros y hacer nuevos amigos que comparten tus intereses.

Hobbies populares para considerar

Hay una infinita variedad de hobbies que puedes explorar, dependiendo de tus intereses y habilidades. A continuación, se presentan algunas categorías de hobbies que son populares y pueden servir como inspiración:

1. Hobbies creativos : Estas actividades son una excelente manera de expresarte y explorar tu creatividad. La escritura, la pintura, el dibujo, la escultura, la fotografía, y el diseño gráfico son ejemplos de hobbies creativos que permiten una gran libertad de expresión. Estos hobbies son terapéuticos porque te permiten volcar tus emociones y pensamientos en una forma tangible, liberando el estrés y promoviendo la autoexploración.

2. Hobbies al aire libre : Si te gusta estar en la naturaleza, considera hobbies como la jardinería, el senderismo, la acampada, la observación de aves, o el ciclismo. Estas actividades no solo te permiten disfrutar del aire fresco y el sol, sino que también te conectan con la naturaleza, lo que es extremadamente beneficioso para tu bienestar mental.

3. Hobbies deportivos : Participar en deportes no solo mejora tu salud física, sino que también es excelente para la salud mental. Puedes considerar el yoga, la natación, el running, el tenis, o incluso deportes en equipo como el fútbol o el baloncesto. La actividad física libera endorfinas, las hormonas de la felicidad, que mejoran tu estado de ánimo y reducen el estrés.

4. Hobbies de relajación : Si buscas algo más calmado, considera actividades como la meditación, el tai chi, la lectura, o los rompecabezas. Estas actividades fomentan la tranquilidad y la concentración, ayudándote a relajarte y a desconectar de las preocupaciones cotidianas.

5. Hobbies manuales : Trabajar con las manos puede ser extremadamente gratificante. Hobbies como la carpintería, la cerámica, el bordado, el tejido, o la cocina no solo son creativos, sino que también te dan la satisfacción de crear algo tangible y útil.

Expresión creativa como terapia

Las actividades creativas son particularmente poderosas como herramientas terapéuticas. Escribir, pintar, tocar un instrumento musical, o cualquier otra forma de expresión creativa te permite canalizar tus emociones y pensamientos de manera productiva.

1. Escritura : La escritura es una forma excelente de organizar tus pensamientos y expresar tus emociones. Puedes llevar un diario personal donde anotes tus experiencias y reflexiones diarias, escribir poesía o cuentos, o incluso iniciar un blog sobre un tema que te apasione. La escritura te permite liberar emociones reprimidas y ganar claridad sobre lo que sientes.

2. Pintura y dibujo : Estas formas de arte visual permiten una expresión emocional sin necesidad de palabras. A través del color, la forma y la textura, puedes explorar y expresar tus sentimientos más

profundos. No necesitas ser un artista profesional; lo importante es el proceso, no el resultado final.

3. Música : Tocar un instrumento musical, cantar, o incluso escuchar música puede ser una forma poderosa de liberar tensiones y conectarte con tus emociones. La música tiene la capacidad de cambiar tu estado de ánimo y ayudarte a procesar emociones complejas.

4. Artes escénicas : Actuar, bailar, o practicar teatro puede ser liberador. Estas actividades te permiten expresar emociones de manera física y vocal, y también ofrecen la oportunidad de conectarte con otros en un ambiente colaborativo.

Cómo comenzar con la expresión creativa

Si no estás seguro por dónde empezar con la expresión creativa, sigue estos consejos:

1. Explora diferentes formas de arte : No te limites a una sola forma de expresión creativa. Prueba diferentes medios como la escritura, la pintura, o la música hasta que encuentres lo que más te atrae.

2. Toma clases o talleres : Si eres nuevo en una forma de arte, considera tomar clases o talleres. Estos te proporcionarán las habilidades básicas y te conectarán con una comunidad de personas con intereses similares.

3. Permítete ser imperfecto : La creatividad no se trata de perfección. Lo importante es el proceso de creación, no el resultado. Permítete experimentar, cometer errores y aprender en el camino.

4. Crea un espacio dedicado : Dedica un espacio en tu casa a tu hobby creativo, ya sea una pequeña mesa para escribir o pintar, o un rincón para tocar música. Tener un lugar específico te motivará a dedicarle tiempo regularmente.

La lectura como parte del hobby

ENCUENTRA TU PAZ INTERIOR

La lectura es una ventana abierta al vasto universo del conocimiento, la imaginación y la empatía. Es una actividad que no solo enriquece la mente, sino que también alimenta el alma. A través de las páginas de un libro, nos transportamos a mundos lejanos, vivimos vidas que nunca podríamos haber imaginado y experimentamos emociones profundas que nos conectan con nuestra humanidad más íntima.

La importancia de la lectura radica en su capacidad para expandir nuestro horizonte, permitiéndonos ver el mundo desde perspectivas diferentes a la nuestra. Nos abre los ojos a nuevas ideas, culturas y formas de pensar, desafiando nuestras creencias y fomentando una mente más abierta y crítica. Además, la lectura es un ejercicio para el cerebro; mejora la concentración, la memoria y las habilidades de pensamiento crítico, fortaleciendo la capacidad de aprender y crecer a lo largo de la vida.

Más allá del conocimiento, la lectura nos ofrece consuelo y compañía. En los libros, encontramos personajes con los que nos identificamos, historias que nos inspiran y lecciones que nos guían. En un mundo acelerado y a menudo caótico, la lectura nos brinda un refugio, un espacio donde podemos detenernos, reflexionar y encontrar paz en el silencio de las palabras.

Frases célebres que resaltan la importancia y los beneficios de la lectura:

1. "Un libro es un sueño que tienes en tus manos."

— Neil Gaiman

2. "La lectura hace al hombre completo; la conversación lo hace ágil, y el escribir lo hace preciso."

— Francis Bacon

3. "No hay espectáculo más hermoso que la mirada de un niño que lee."

— Günter Grass

4. "Leer es vivir mil vidas antes de morir. El hombre que nunca lee solo vive una."

— George R.R. Martin

5. "Los libros son los amigos más tranquilos y constantes; los consejeros más accesibles y sabios, y los maestros más pacientes."

— Charles W. Eliot

6. "La lectura es a la mente lo que el ejercicio al cuerpo."

— Joseph Addison

7. "No hay mejor fragata que un libro para llevarnos a tierras lejanas."

— Emily Dickinson

8. "Lee y conducirás, no leas y serás conducido."

— Santa Teresa de Jesús

9. "Un hogar sin libros es como un cuerpo sin alma."

— Marco Tulio Cicerón

10. "Aprender a leer es encender un fuego; cada sílaba que se deletrea es una chispa."

— Víctor Hugo

Estas frases reflejan la magia y el poder transformador de la lectura, invitándonos a sumergirnos en el maravilloso mundo de los libros.

Explorar nuevos hobbies y formas de expresión creativa es una poderosa manera de mejorar tu bienestar emocional y mental. Estos pasatiempos no sólo te permiten desviar la mente de pensamientos negativos, sino que también te brindan una salida para expresar tu individualidad y conectar con lo que realmente te apasiona. Ya sea que te sientas atraído por la escritura, la jardinería, la música, o cualquier otra actividad, lo importante es que te tomes el tiempo para explorar y disfrutar del proceso. Los hobbies y la creatividad no solo llenan nuestro tiempo de manera significativa, sino que también nos ayudan a crecer, sanar y conectarnos con nuestro ser más profundo.

21. La música que cura

La música es un lenguaje universal que trasciende barreras culturales, emocionales y temporales, tocando las fibras más profundas de nuestra humanidad. Desde los albores de la civilización, la música ha acompañado al ser humano en sus momentos más solemnes, en sus alegrías y en sus penas. Es una forma de arte que, en su esencia, tiene el poder de alegrar la vida, curar el alma y elevar nuestro espíritu en los momentos más difíciles.

La alegría que la música trae a nuestras vidas es inigualable. Cuando escuchamos una melodía que nos conmueve, algo dentro de nosotros se despierta. Los ritmos y armonías pueden hacer que nuestros pies se muevan, que nuestro corazón lata más rápido y que nuestras emociones fluyan libremente. Una canción alegre puede transformar un día gris en uno lleno de luz, despertando en nosotros una sensación de optimismo y felicidad que nos impulsa a seguir adelante.

Pero la música no solo nos alegra; también tiene un profundo poder curativo. Numerosos estudios han demostrado que la música puede tener efectos terapéuticos, ayudando a aliviar el dolor físico, reducir el estrés y la ansiedad, e incluso acelerar la recuperación en pacientes con enfermedades graves. La musicoterapia se ha convertido en una herramienta valiosa en el tratamiento de diversas condiciones, desde trastornos mentales hasta enfermedades crónicas. La música actúa como un bálsamo para el alma, aliviando el sufrimiento y creando un espacio de paz interior donde la mente y el cuerpo pueden sanar.

En los momentos de tristeza o desánimo, la música es un refugio al que muchos recurrimos. Una melodía suave puede calmar la tormenta interna, mientras que una canción con un mensaje positivo puede darnos el ánimo necesario para superar las adversidades. Las letras de una canción pueden resonar profundamente, dándonos fuerzas cuando más las necesitamos, recordándonos que no estamos solos en nuestras luchas.

La música también nos regala momentos de felicidad compartida. Desde una fiesta con amigos hasta una simple tarde en familia, la música tiene la capacidad de unirnos, creando recuerdos imborrables que atesoramos por siempre. Las canciones que marcan nuestras vidas se convierten en la banda sonora de nuestros recuerdos, evocando sonrisas y emociones cada vez que las volvemos a escuchar.

En definitiva, la música es una fuente inagotable de alegría, curación y ánimo. Nos recuerda la belleza de la vida, nos ayuda a sobrellevar el dolor y nos acompaña en cada paso de nuestro camino. En sus notas encontramos consuelo, en sus ritmos encontramos fuerza, y en sus melodías encontramos un refugio donde siempre podemos volver. La música, en su infinita diversidad, es el hilo invisible que conecta nuestros corazones, iluminando nuestras vidas con su luz y brindándonos el regalo invaluable de la felicidad.

La frecuencia 432 Hz

La frecuencia de 432Hz es un tema que ha capturado la atención de músicos, yoguis y entusiastas del bienestar en todo el mundo. Considerada por muchos como una frecuencia que resuena con la armonía natural del universo, el sonido afinado a 432 Hz se ha convertido en un pilar dentro de las prácticas de yoga y meditación, debido a sus supuestos efectos calmantes y sanadores para la mente y el cuerpo.

La afinación estándar de la música moderna está fijada en 440 Hz, una decisión adoptada ampliamente en el siglo XX. Sin embargo, antes de esta estandarización, la afinación a 432 Hz era utilizada por diversas orquestas y compositores de renombre, incluidos genios como Ludwig van Beethoven, Wolfgang Amadeus Mozart, Piotr Ilich Tchaikovski y Johann Sebastian Bach. Se dice que estos maestros de la música reconocían las cualidades únicas de la frecuencia de 432 Hz, la cual se cree que produce un sonido más cálido y resonante, en sintonía con las proporciones y vibraciones naturales de la Tierra y el universo.

La afinación a 432 Hz es conocida como la afinación "Verdi", en honor al compositor italiano Giuseppe Verdi, quien abogó por esta frecuencia debido a su claridad y belleza natural. Según defensores de esta afinación, el tono de 432 Hz tiene la capacidad de armonizar el cuerpo y la mente, creando una conexión más profunda con el entorno y el cosmos. Algunos sostienen que esta frecuencia corresponde a la vibración natural del universo y que, al escuchar o producir música en esta afinación, se alinea el cuerpo humano con esa misma vibración, promoviendo un estado de bienestar y equilibrio.

En el mundo de la yoga y la meditación, la frecuencia de 432 Hz se ha adoptado como una herramienta poderosa para facilitar la relajación y la curación. Se cree que esta frecuencia tiene la capacidad de calmar la mente, reducir el estrés y equilibrar las emociones, lo que la convierte en una aliada invaluable en las prácticas meditativas. Al ser utilizada en música de meditación o en sonidos de cuencos tibetanos, la frecuencia de 432 Hz puede ayudar a los practicantes a alcanzar un estado de paz interior, favoreciendo una mayor conexión con su ser interior y con el entorno.

Además de sus efectos mentales y emocionales, se atribuyen a la frecuencia de 432 Hz propiedades curativas para el cuerpo. Algunos estudios sugieren que escuchar música en esta frecuencia puede influir positivamente en la presión arterial, la frecuencia cardíaca y la respiración, promoviendo así una mejor salud física. Aunque la evidencia científica es limitada, muchas personas han reportado sentir una profunda sensación de bienestar al exponerse a la música afinada en 432 Hz.

En resumen, la afinación a 432 Hz es mucho más que una simple curiosidad histórica; es una frecuencia que, según se dice, resuena con las vibraciones naturales del universo, promoviendo la calma, la sanación y el equilibrio. Tanto en la música clásica como en las prácticas de yoga y meditación, la frecuencia de 432Hz sigue siendo una fuente de fascinación y un instrumento para alcanzar una mayor armonía en el cuerpo y la mente. Ya sea escuchando una sinfonía de Beethoven o sumergiéndose en la quietud de una meditación, la frecuencia de 432 Hz ofrece un puente hacia un estado más profundo de paz y conexión con el universo.

Conceptos básicos de frecuencias y vibraciones

La frecuencia se mide en Hertz (Hz) y se refiere al número de vibraciones por segundo. Diferentes frecuencias tienen diferentes efectos en el cuerpo y la mente.

Todo en el universo tiene una vibración natural. La terapia de sonido y las frecuencias buscan armonizar las vibraciones del cuerpo para promover la salud y el bienestar.

Efectos de la música en el estado anímico

1. Musicoterapia. La música se utiliza como herramienta terapéutica para mejorar el estado anímico y tratar diversas condiciones psicológicas. Escuchar música relajante o estimulante puede influir positivamente en las emociones.

2. Frecuencias binaurales : Estos son tonos auditivos que se perciben cuando se escuchan dos frecuencias ligeramente diferentes en cada oído. Se cree que pueden inducir estados de relajación, concentración, o meditación, ayudando a mejorar el estado de ánimo.

3. Resonancia emocional : La música y las frecuencias pueden resonar con las emociones de una persona, ayudando a liberar el estrés, reducir la ansiedad y promover una sensación de calma y bienestar.

Efectos de la música en la curación del cuerpo

ENCUENTRA TU PAZ INTERIOR

1. Reducción del estrés : Escuchar ciertas frecuencias puede ayudar a reducir los niveles de cortisol, la hormona del estrés, lo que contribuye a un mejor estado de salud general.

2. Mejora del sueño : Las frecuencias de sonido, como los tonos isocrónicos y las frecuencias binaurales, pueden ayudar a mejorar la calidad del sueño, lo cual es fundamental para la curación y la regeneración del cuerpo.

3. Estimulación del sistema inmunológico : Algunas investigaciones sugieren que la terapia de sonido puede estimular el sistema inmunológico, aumentando la capacidad del cuerpo para combatir infecciones y enfermedades.

4. Alivio del dolor : La terapia de sonido y la música pueden ayudar a reducir la percepción del dolor y mejorar el manejo del dolor crónico.

5. Equilibrio de las ondas cerebrales : Diferentes frecuencias pueden influir en las ondas cerebrales (alfa, beta, theta, delta), promoviendo estados de relajación profunda, meditación, y regeneración celular.

Tipos de terapias basadas en frecuencias

1. Terapia de sonido : Utiliza instrumentos como cuencos tibetanos, diapasones y gongs para crear vibraciones que armonizan el cuerpo y la mente.

2. Musicoterapia : Emplea la música para tratar problemas emocionales, cognitivos y físicos. Puede incluir escuchar música, tocar instrumentos o cantar.

3. Frecuencias binaurales : Audios diseñados para inducir ciertos estados mentales, utilizados para la meditación, concentración, o sueño.

4. Terapia con cuencos de cuarzo : Los cuencos de cuarzo producen sonidos que se dice que tienen propiedades curativas y pueden equilibrar los chakras y energías del cuerpo.

Frecuencias específicas

Frecuencias específicas y su impacto en la salud y el bienestar

Las frecuencias específicas han captado la atención de científicos, terapeutas y entusiastas de la medicina alternativa debido a su potencial para influir en la salud y el bienestar. Además de las frecuencias populares como 528 Hz, 432 Hz, y las ondas cerebrales theta y delta, existen muchas otras frecuencias que se utilizan en diversas prácticas para promover la curación, el equilibrio emocional, y la expansión de la conciencia.

741 Hz: Desintoxicación y limpieza de la mente

La frecuencia de 741 Hz, perteneciente a la escala solfeggio, es conocida por su capacidad para desintoxicar y purificar tanto la mente como el cuerpo. Se cree que esta frecuencia ayuda a limpiar las células de toxinas y a deshacer bloqueos emocionales. Además, 741 Hz se asocia con la resolución de problemas y la estimulación de la creatividad.

396 Hz: Liberación del miedo y la culpa

La frecuencia 396 Hz también pertenece a la escala solfeggio y se utiliza comúnmente para liberar emociones negativas como el miedo y la culpa, que pueden bloquear el crecimiento personal y el bienestar. Esta frecuencia es vista como una herramienta poderosa para superar los obstáculos emocionales y alcanzar una mayor libertad mental.

963 Hz: Activación del tercer ojo y conexión espiritual

La frecuencia de 963 Hz, conocida como la "frecuencia de la glándula pineal" o "frecuencia de Dios", se asocia con la activación del tercer ojo y la conexión con la conciencia superior. Se cree que esta frecuencia facilita la expansión espiritual, la intuición profunda, y la alineación con el universo.

285 Hz: Regeneración y curación de los tejidos

La frecuencia 285 Hz es conocida por sus propiedades regenerativas. Se dice que esta frecuencia ayuda a la curación y regeneración de tejidos, así como a la recuperación de heridas físicas. Al igual que otras frecuencias en la escala solfeggio, 285 Hz se utiliza en la terapia de sonido para promover la sanación física y emocional.

528 Hz: La frecuencia del amor y la reparación del ADN

La frecuencia 528 Hz, a menudo llamada la "frecuencia del amor", es famosa por su supuesta capacidad para reparar y sanar el ADN. Es parte de la escala solfeggio y se cree que induce una profunda paz interior y bienestar emocional. Esta frecuencia es popular en la terapia de sonido y la meditación debido a sus efectos armonizadores.

174 Hz: Alivio del dolor

La frecuencia de 174 Hz es utilizada para aliviar el dolor físico y emocional. Se considera una frecuencia de curación que actúa como un analgésico natural. En la terapia de sonido, 174 Hz es aplicada para calmar y relajar, reduciendo la tensión física y mental.

852 Hz: Despertar la intuición y la claridad mental

La frecuencia de 852 Hz es conocida por su capacidad para ayudar a despertar la intuición y mejorar la claridad mental. Esta frecuencia es parte de la escala solfeggio y se asocia con la apertura del tercer ojo y la activación de la glándula pineal. Se cree que ayuda a disolver patrones mentales negativos y a conectarse con la sabiduría interior.

Frequencies in binaural beats

Además de las frecuencias específicas, los tonos binaurales son una técnica en la que dos frecuencias ligeramente diferentes se reproducen en cada oído, y la diferencia entre ellas crea una frecuencia percibida por el cerebro. Estos tonos se utilizan para inducir diferentes estados mentales y emocionales. Por ejemplo:

- Alpha Waves (8-12 Hz) : Estas frecuencias están asociadas con un estado de relajación ligera y un enfoque calmado. Los tonos binaurales en este rango pueden ayudar a reducir la ansiedad y mejorar la concentración.

- Gamma Waves (30-100 Hz) : Estas ondas se asocian con la atención intensa, el aprendizaje y la memoria. Los tonos binaurales que inducen ondas gamma pueden ser útiles para mejorar el rendimiento cognitivo y la creatividad.

Las frecuencias específicas tienen un impacto profundo en la salud física, emocional y espiritual. Ya sea a través de la escala solfeggio, las ondas cerebrales o los tonos binaurales, estas frecuencias ofrecen una variedad de beneficios que van desde la curación y regeneración celular hasta la expansión de la conciencia y la conexión espiritual. Integrar estas frecuencias en prácticas diarias como la meditación, la terapia de sonido, o la música puede ser una poderosa herramienta para alcanzar un mayor equilibrio y bienestar en todos los aspectos de la vida.

Las frecuencias y las vibraciones pueden tener un impacto poderoso en el estado anímico y la curación del cuerpo. A través de diversas formas de terapia de sonido, las personas pueden experimentar mejoras en su salud mental, emocional y física. La integración de estas terapias en la vida cotidiana puede ser una herramienta efectiva para el bienestar holístico.

22. Recuerda Quién Eres

En medio del ritmo frenético de la vida moderna, es fácil perder de vista quiénes somos realmente. Las responsabilidades, las expectativas y el estrés diario pueden nublar nuestra visión y desconectarnos de nuestra verdadera esencia. Sin embargo, es precisamente en esos momentos de mayor presión cuando más necesitamos recordar quiénes somos.

Haz una pausa consciente.

Tómate unos minutos cada día para detenerte y respirar profundamente. En esos momentos de pausa, recuerda lo que te hace feliz, lo que te apasiona y lo que te define. La meditación, la respiración consciente o simplemente sentarse en silencio pueden ayudarte a reconectar con tu interior.

Cultiva tus pasiones.

No abandones lo que amas hacer, incluso si solo puedes dedicarle unos minutos al día. Ya sea leer, escribir, pintar, bailar o cualquier otra actividad que te apasione, encuentra tiempo para ello. Estas actividades te recuerdan quién eres y te llenan de energía positiva.

Rodéate de apoyo.

Mantén cerca a las personas que te recuerdan tu valor y te apoyan en tus sueños. Una comunidad de amigos y seres queridos puede proporcionarte el ancla que necesitas para mantenerte firme en tu identidad.

Reflexiona y escribe.

Lleva un diario donde puedas escribir tus pensamientos, emociones y experiencias. La escritura es una herramienta poderosa para el autoconocimiento y te ayudará a mantener un registro de tu crecimiento personal.

Acepta los desafíos

La vida siempre tendrá momentos difíciles, pero cada desafío es una oportunidad para aprender y crecer. En lugar de dejar que el estrés te consuma, utilízalo como un recordatorio de tu fortaleza y capacidad para superar obstáculos.

Recuerda tus valores.

Identifica los valores fundamentales que guían tu vida, como la honestidad, la compasión, la perseverancia o la creatividad. Cuando te enfrentes a decisiones difíciles o situaciones estresantes, deja que estos valores te guíen y te mantengas fiel a ti mismo.

Practica la Gratitud.

Cada día, toma un momento para reconocer y agradecer las cosas buenas en tu vida. La gratitud puede cambiar tu perspectiva, ayudándote a enfocarte en lo positivo y a mantener una conexión con lo que realmente importa.

Cuida de ti mismo.

Tu bienestar físico, emocional y mental es crucial. Asegúrate de comer bien, descansar lo suficiente, hacer ejercicio y cuidar tu salud mental. Solo cuando te sientes bien contigo mismo puedes enfrentarte mejor a los desafíos externos.

En definitiva, recuerda que, aunque la vida puede ser estresante, tú tienes el poder de mantenerte conectado con tu esencia. No te pierdas en el ruido del mundo; en su lugar, encuentra momentos de silencio y reflexión para recordar quién eres. Así, no solo te fortalecerás a ti mismo, sino que también inspirarás a otros a hacer lo mismo.